STEVIA

설탕을 대신할 건강한 천연 단맛

디아스포라(DIASPORA)는 독자 여러분의 책에 관한 아이디어와 원고 투고를 기다리고 있습니다. 디아스포라는 종교(기독교), 경제·경영서, 일반 문학 등 다양한 장르의 국내 저자와 해외 번역서를 준비하고 있습니다. 출간을 고민하고 계신 분들은 이메일 chonpa2@hanmail.net로 간단한 개요와 취지, 연락처 등을 적어 보내주세요.

설탕을 대신할 건강한 천연 단맛
스테비아 (큰글자책)

—
초판 1쇄 발행 2021년 9월 7일

—
지은이 윤실(이학박사)
펴낸이 손동민
편 집 손유미
디자인 이보람

—
펴낸곳 디아스포라
출판등록 2014년 3월 3일 제25100-2014-000013호
주 소 서울시 서대문구 증가로 18, 연희빌딩 204호
전 화 02-333-8877(8855)
팩 스 02-334-8092
이메일 chonpa2@hanmail.net
홈페이지 www.s-wave.co.kr
블로그 http://blog.naver.com/siencia

ISBN 979-11-87589-33-4 (03590)

* 디아스포라는 도서출판 전파과학사의 임프린트입니다.

STEVIA

설탕을 대신할 건강한 천연 단맛

윤실 지음

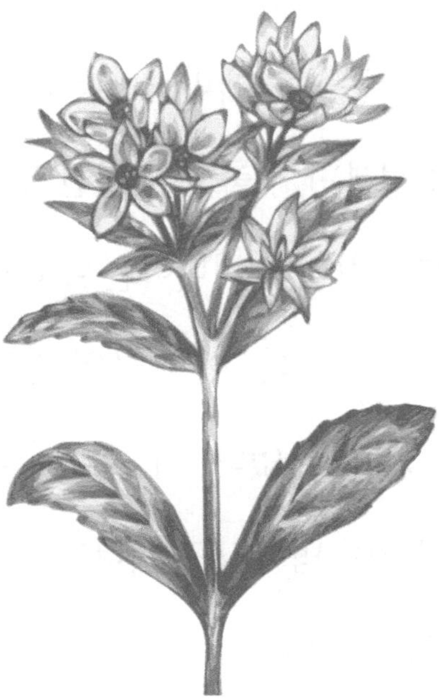

디아스포라

머리말

벌꿀의 단맛보다 설탕의 감미를 대개 더 좋아한다. 그러나 과체중이거나 혈당에 문제가 있는 분들은 꿀이나 설탕의 맛을 마음대로 즐기지 못하면서 살아간다. 그 이유는 설탕이 고열량(에너지) 식품인데다 혈액 속의 포도당 농도를 급히 상승시키는 원인이 될 수 있다고 믿기 때문이다. 그래서 설탕 대신 인공감미료라든가 천연감미료를 이용하는 사람이 많다. 그렇지만 인공감미료는 발암성 또는 인체에 부작용을 일으킬 수 있다는 의심 때문에 그 사용이 자유롭지 못하다.

근래에 와서 '스테비아'라는 남아메리카 원산의 허브식물의 잎을 그대로 또는 가공하거나 감미 성분만 추출하여 천연의 감미료로 활용하는 사람이 세계적으로 증가하고 있다. 스테비아는 우리나라에서 아직 일반에게 잘 알려지지 못한 허브 식물이다. 이 식물의 잎을 따서 씹어보면 어찌나 단맛이 진한지 놀라지 않을 수 없다. 이 감미는 설탕이나 포도당, 과당 등과는 성분이 다르며, 사람이 먹더라도 에너지가 될 아무런 영양가(칼로리)가 없는 데다, 인체에 해로움이나 부작용이 전혀 나타나지 않는다.

이 천연의 감미는 식물의 잎에서 직접 추출한 것이기 때문에 오늘날 미국, 일본, 싱가포르 등에서는 다수의 사람들이 스테비아를 화분에 심은 상태로 정원이나 베란다 또는 텃밭에서 직접 키우고 있다. 근래에 와서 우리나라에서도 소수의 사람들이 스테비아를 실내에서 키우기 시작했다.

당뇨나 과체중을 염려하는 많은 사람들은 상품화된 스테비아 잎 또는 정제한 분말을 구입하여 설탕 대신 활용하고 있다. 스테비아의 감미는 단맛이 설탕에는 미치니 못하나 인공감미료에 비해서는 훨씬 좋고 값도 경제적이다. 또한 근래에 와서 스테비아의 감미 성분 자체가 당뇨환자의 상태를 완화시키는 치유 효과도 있다는 의학적 발표가 나오면서 그 보급이 빠르게 확대되고 있다.

이 책은 최근에 우리나라에서 재배와 활용이 시작된 스테비아라는 식물에 대한 전반적인 지식, 설탕을 비롯한 인공 및 천연 감미료, 당뇨에 대한 상식, 스테비아 재배 요령, 묘목이나 종자의 구입, 잎의 가공, 차 또는 그 요리법 등을 소개한다.

차례

머리말 004

제1장 · 신비로운 감미의 허브 식물 스테비아

스테비아가 가진 천연 단맛 011 / 동양으로 전파된 스테비아 016 / 스테비오사이드는 안전한 천연 감미물질 019 / 음료수의 감미가 된 스테비아 022 / 스테비아가 인체에 미치는 효과 022 / 스테비오사이드의 특성 025 / 건강을 돕는 스테비아의 항산화물질 026 / 메디컬 저널리스트의 보고서 031 / 비타민, 미네랄, 엽산의 합동 효과 034 / 항산화물질 플라보노이드 함유 034 / 스테비아의 알파 토코페롤은 노화방지 비타민 036 / 베타 D 글루칸 036 / 스테비아의 엽산(葉酸) 038 / 카로티노이드 038 / 기타 비타민의 효과 039

제2장 · 혈당을 안정시키는 스테비오사이드

당뇨병은 왜 발생하는가? 043 / 인슐린과 췌장 045 / 포도당의 역할 046 / 당뇨병 환자에게 설탕은 나쁜가? 048 / 혈당치를 완화하는 스테비오사이드 049 / 혈당 조절이유는 무엇 051 / 스테비아를 이용한 당뇨 투병 사례 052 / 혈액순환을 원활하게 하는 스테비오사이드 054 / 스테비아의 안전 문제 실험 056 / 스테비아 종합 헬스 가이드 059

제3장 · 천연감미료와 인공감미료

설탕은 인체에 해로운 물질 아니다! 063 / 세계를 변화시킨 설탕의 역사 064 / 최고의 식품이 된 설탕 066 / 당분, 탄수화물이라는 물질 071 / 한국인의 설탕 소비량 075 / 음식물이 가진 열량의 단위 076 / 설탕은 다이어트에 불리한 식품 078 / 설탕은 과연 건강에 위험? 079 / 설탕 이외의 천연 감미식품 081 / 설탕을 대신하는 중요 인공감미제 087

제4장 · 가정에서 스테비아 쉽게 키우기

스테비아는 잎 생산이 목적 097 / 스테비아가 잘 자라는 조건 099 / 실외에서 재배할 때 100 / 비료주기 101 / 씨나 묘목을 구하려면 102 / 묘목 옮겨 심을 때의 주의 102 / 바람 피해를 대비한 지지대와 바람막이 109 / 병충해 방제 109 / 삽목 방법, 삽목에 적당한 화분과 흙 110 / 삽목에 사용할 적당한 모본(母本) 111 / 삽목하기 좋은 계절 111 / 삽수 절단 위치와 모양 112 / 삽수에 달린 잎 처리 113 / 물꽂이 삽목 방법 113 / 화분에 흙꽂이 하기 115 / 흙꽂이 할 묘판 115 / 삽목에 사용할 흙 115 / 뿌리가 잘 내리게 하자면 116 / 삽목하기 117 / 삽목 후 관리 118 / 작은 화분에서 큰 화분으로 분갈이 122 / 스테비아 겨울나기 123 / 겨울 화분에 물주기 125 / 인공조명 어떻게 하나? 126 / 씨앗으로 묘목을 키울 때 127 /

파종할 흙과 재배준비 128 / 좋은 밭흙 129 / 퇴비 만들기 129 / 밭 만들기 130 / 비료주기 130 / 녹색거름 131 / 파종하는 요령 131 / 이식 전 묘목 강화 훈련하기 136 / 씨를 장기보관하려면 136 / 묘목과 씨앗 구입하려면 139

제5장 · 잎의 수확, 보관, 가공

잎 수확과 건조 141 / 잎 말리는 요령 142 / 가공된 잎을 구입하려면 144 / 감미(스테비오사이드) 성분 추출법 144 / 끓는 물로 추출하기 145 / 건잎 가루 만들기(그린 스테비아 파우더) 146 / 술로 스테비아 엑기스 만들기 148 / 스테비오사이드 성분 정제하기 149

제6장 · 농업에 활용되는 스테비아 비료와 사료

농업에 이용되는 스테비아 151 / 농업에 이용되는 스테비아 152 / 밥맛이 뛰어난 '스테비아 쌀 152 / 스테비아 비료의 놀라운 효과 154 / 한국의 스테비아 유기농 156 / 스테비아를 가축 사료로 사용한 효과 158 / 한국의 스테비아 농장 현황 159

제7장 · 스테비아 제품

스테비아 제품 171

제8장 · 스테비아를 이용하는 차와 음식

스테비아 건잎으로 시럽 만들기 175 / 스테비아 파우더로 시럽 만들기 177 / 스테비아 초콜릿 차 178 / 스테비아로 만들 수 있는 여러 전통 음식 178 / 기타 전통 음식 188

참고 자료 194

참고 문헌 195

제1장

신비로운 감미를 가진 허브 식물 스테비아

스테비아가 가진 천연 단맛 | 스테비아의 발견 | 동양으로 전파된 스테비아 | 스테비오사이드는 안전한 천연 감미물질 | 음료수에 감미가 된 스테비아 | 스테비아가 인체에 미치는 효과 | 스테비오사이드의 특성 | 건강을 돕는 스테비아의 항산화물질 | 메디컬 저널리스트의 보고서 | 비타민, 미네랄, 엽산의 합동 효과 | 항산화물질 플라보노이드 함유 | 스테비아의 알파 토코페롤은 노화방지 비타민 | 베타 D 글루칸 | 스테비아의 엽산 | 카로티노이드 | 기타 비타민의 효과

스테비아가 가진 천연 단맛

스테비아는 화원에서 허브(herb)로 취급하면서 보급되고 있는데, 아직 화원에서도 모르는 사람이 많고, 그에 따라 구하기도 쉽지 않다. '허브'라는 말은 영어 'herbaceous plant'에서 유래했다. 이 말의 본래 의미는 '1년 또는 다년생의 초본식물'을 뜻하며, 이를 단축(短縮)한 것이 'herb'이다. 이 단어를 발음할 때는 '허브' 또는 h를 빼고 '어브'(주로 미국인)라 하고 있다.

일반적으로 '허브'라고 부르는 식물은, 1년생이나 다년초이면서 '좋은 향기나 독특한 냄새를 가진 식물, 치료약으로 쓰이거나, 천연 색소(色素) 성분이 있거나, 질병 치료 효과가 있거나, 독특한 맛과 향기 때문에 양념이 되는 식물, 접시에 담은 음식 위에 놓았을 때 아름답고 향긋하게 꾸미기 위해 쓰는 식물 등을 총칭하고 있다. 여기에 추가하여 특별하게 향은 없지만 잎에 천연 감미(甘味)를 가진 '스테비아'도 허브로 취급한다.

허브식물은 종류가 수백 가지이다. 이들을 전문 재배하는 허브농장이나 허브식물원에서는 허브를 이용한 차(茶), 허브 요리, 비누, 향수, 탈취제 등을 만들어 판매하기도 한다. 허브라 불리는 식물이 가진 냄새, 약효, 맛 등은 종류에 따라 잎, 줄기, 뿌리, 열매, 과일, 종자, 수액, 수피 등에 포함되어 있다. 허브로 불리는 식물의 종류는 편의에 따라 다음과 같이 크게 분류할 수 있다.

향기를 가진 허브

로즈마리, 라벤더, 박하, 감초, 인삼, 차나무. 이런 허브들은 향수, 비누 등을 만들 때 이용된다. 일반적으로 허브라고 하면 이처럼 좋은 향을 가진 식물을 말하고 있다.

요리(향신료)용 허브

요리할 때 양념으로 이용되는 허브 종류가 다양하다. 우리나라의 경우라면 마늘, 파, 생강, 미나리, 양파, 고추, 깨, 고추냉이(겨자), 후추나무 등이 있다.

생약용 허브

고대로부터 생약(의약)으로 이용되어 온 수많은 종류의 식물이 포함된다. 아스피린 원료(acetylsalicylic acid)를 제공하는 필리펜둘라(Filipendula), 말라리아 치료약인 키니네를 생산하는 신코나(Cinchona), 모르핀을 함유한 양귀비, 마리화나 성분을 가진 삼(Cannabis), 강심제로 쓰는 디기탈리스, 콜라의 첨가물인 코카(coca)를 생산하는 식물(Erythroxylum), 이 외에 정향나무, 계피나무, 감초 등 무수히 종류가 많다.

종교 의식용 허브

제사나 종교 의식 때 쓰는 향(향나무), 몰약(沒藥)이나 유향(乳香)의 원료를 제공하는 감람나무 등이다.

색소 생산 허브

쪽풀, 붉은 고추, 당근, 빨간 무 등이 있다.

벌레나 모기 퇴치 허브

지레니엄(Geranium)이 대표적이다.

인공 감미 허브

감초, 스테비아(이 책의 주제가 된 식물)가 대표적이다.

차(茶) 원료가 되는 식물

여기에도 종류가 많다.

스테비아의 발견

스테비아(Stevia)라는 학명을 가진 식물(국화과에 속함)은 북아메리카 서부지역에서부터 중앙아메리카와 남아메리카의 열대와 아열대지방에

걸쳐 240여종이 살고 있다. 그러나 이 책에서 말하는 스테비아(Stevia rebaundiana)는 스페인의 식물학자 스테부스(Petrus Jacobus Stevus 1500-1556)가 남아메리카에서 처음 발견하여 학명을 붙인 특별한 종이다.

그는 이 식물을 발견한 뒤, 스테비아의 잎에는 설탕보다 30-45배 정도 강한 당도를 가진 물질이 포함되어 있으며, 차(茶)와 식품으로 이용할 수 있다고 했다. 그러나 실제의 단맛은 그가 추정한 것보다 훨씬 강했다.

브라질과 파라과이의 원주민들은 1,500년 전부터 스테비아를 차와 의약으로 이용해 왔다. 특히 파라과이에서는 강심제, 긴장, 가슴앓이 등에 진한 닷맛을 삼키며 치료약으로 사용했다. 스테비아가 발견된 뒤 학술적 이름이 붙여지고 300년도 더 지난 1899년에 식물학자로서는 두 번째로 스위스의 베르토니(Morses Santiago Bertoni)가 파라과이에 와서 스테비아에 대해 더 조사를 했다.

베르토니는 파라과이의 원주민 '구아라니 족'(Guarani trive) 사이에 전래해온 신비로운 감미(甘味)의 잎에 대한 정보를 얻고, 그 식물이 많이 자란다는 아만바이 산맥의 오지로 들어가 조사를 시작했다. 그러나 그 식물의 채집은 간단치 않았다. 그는 이 지역에서 스테비아와 사촌인 154종의 친척 스테비아 종류들을 채집하여 그 가운데 어떤 종류가 좋은 단맛을 가졌는지 조사했다. 그 결과, 남위 23-24도 부근의 아만바이 숲과 마라카슈 숲에 사는 단 1종만 진한 단맛을 가졌다는 사실을 알 수 있었다.

조사에 따르면, 잉카 문명 이전 시대부터 구아라니 족은 이 식물을 '가에'(원주민 언어로 감엽초 甘葉草라는 의미)라 불렀으며, 그들의 전통 건강차인 '마데차'에 그 잎을 넣어 마시고 있었다. 파라과이 원주민의 한 종족인 구아라니 족만 알고 지내던 신비스런 감엽(甘葉) 식물이 이때부터 외부 세계로 알려지게 되었다.

이 식물은 원래 파라과이와 브라질의 접경지역인 아만바이 산맥과 말라카슈 산맥의 산록(山麓)에 야생했다. 이곳은 땅이 비옥하고 비가 많이 내리는 지역으로 파라과이 강을 비롯하여 800개 이상의 하천이 밀집한 호소(湖沼) 지역이다. 신비스럽게도 이 남회귀선 근처에서는 면역력 강화에 좋다고 이름난 '아가리쿠스'와 같은 약용버섯류도 발견된다.

초기 잉카 문명은 수도 '데이아와나쿠'를 티티카카 호반에 세웠다. 이곳 인디오의 조상은 동아시아에서 알래스카를 건너 남아메리카까지 이주해온 러시아의 코카서스 계의 아이누였다는 설이 있다. 파라과이에 선주(先住)하게 된 민족인 과라니 족은 습지에 자생하는 신비의 식물 스테비아를 먹고 장수한 종족이었다고 알려져 있다.

16세기에 파라과이를 식민지화한 스페인 사람들은 스테비아를 발견하고는, '아바 다르티에'(sweet herb라는 의미)라 부르면서 매우 귀하게 여졌던 모양이다. 이 사실은 현재 파라과이 국립 고문서 보관실에 보존된 스페인의 남미 정복 자료에 남아 있다고 한다.

동양으로 전파된 스테비아

스테비아는 그 잎의 강력한 단맛 때문에 sweetleaf(甘葉) 또는 sugarleaf(糖葉)이라는 별칭으로 불리기도 한다. 이 식물의 잎에 포함된 단맛은 설탕과는 아주 다른 천연의 물질에서 나오는 감미이다.

스테비아는 동양에서 맨 먼저 일본에 도입되었고, 일본인들은 이 식물을 '아마이 스테비아'(단맛 스테비아)라 불렀다. 그러나 어떤 사람들은 이와 달리 감초(甘草)와 비슷하다 하여 감국(甘菊)이라 부르기도 하고, 면역력을 강화시키기도 한다는 것을 알고는 '면역초'라 부르기도 했다.

스테비아의 단맛은 설탕맛과 꼭 같지는 않으나 설탕에 가까우면서 꿀이나 사탕수수 시럽에서 느끼는 향을 가지고 있으며, 적당한 농도로 만든 스테비아 음료는 설탕이나 꿀처럼 입맛을 즐겁게 한다.

스테비아가 천연감미료로서 일본에 처음 알려진 시기는 1972년이었다. 그 당시는 세계적으로 널리 사용해오던 인공감미료인 '사카린'을 위

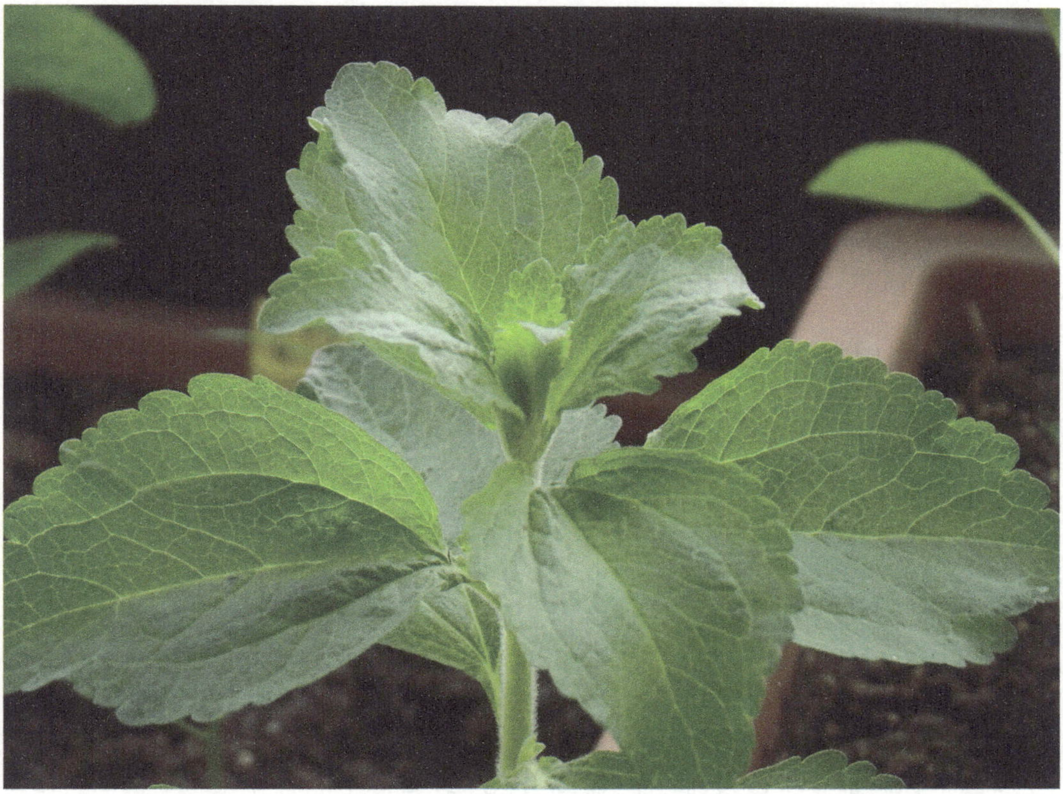

스테비아 중형 화분에 심어 아파트 베란다에서 키우고 있는 스테비아이다. 스테비아는 키가 60-100cm 정도로 자라며, 1년 또는 다연생의 국화과 식물이다. 그 잎에 스테비오사이드라 불리는 감미가 다량 포함되어 있다.

시하여, 추잉검의 주원료인 치클(chicle, '사포딜라'라는 열대식물 줄기에서 나오는 유액) 등이 발암 위험이 있다고 하여 사용이 금지 되었던 때이다. 이런 시기에 그들을 대신하여 안전하고 부작용이 없는 천연감미료로서 스테비아가 도입된 것이다.

이때부터 스테비아는 천연감미료만 아니라 청량음료, 과자, 아이스크림, 건강식품, 의약의 감미제 등에 이용되었으며, 'non sugar', 'sugarless', '스테비아 첨가' 등으로 표시된 몇 가지 상품까지 개발되어 여러 나라에서 보급되기에 이르렀다. 이때 처음으로 스테비아의 감미를 첨가한 알사탕까지 시판되면서 일반에게 조금씩 알려지게 되었다.

오늘날 스테비아의 감미는 설탕을 대신하여 청량음료, 디저트, 과자와 사탕, 아이스크림, 조미료, 허브 차, 콜라, 젤리, 캔디, 빵, 피클, 요구르트 등에 널리 이용되고 있다. 스테비아가 한국에 처음 도입된 해는 일본에 알려진 그 다음해인 1973년이었다. 당시 농업진흥청에서는 스테비아를 시험재배하면서 감미 성분이 좋은 품종으로 '수원 2호'(감미 성분 12.2%)와 '수원 11호'(23%)를 개발하기도 했다고 한다. 그러나 당시에는 스테비아가 사람들의 관심을 끌지 않았다.

스테비아는 파라과이와 브라질의 고지대에서 자라던 열대와 아열대성 식물이지만, 최저 기온이 영상 4도 이상인 곳이면 고위도 지방에서도 재배가 가능하다. 이 식물은 다년초의 성질을 가지고 있으며, 온난한 곳이라면 겨울에도 죽지 않는다. 그래서 한국의 가정에서도 화분에 심어 창가나 베란다에서 잘 키우고 있으며, 대규모 재배 농장에서는 보온시설을 갖춘 비닐하우스에서 겨울을 지내기도 한다.

온도에만 주의한다면 스테비아는 극지방 가까운 위도에서도 키울 수 있다. 그러나 우리나라 기후조건에서 스테비아를 보온시설하여 재배하려 한다면 경제적으로 크게 불리하다. 중국에서는 사계절 따뜻한 지방에서 재배하기 때문에 매우 경제적으로 대규모 생산을 하고 있다.

스테비아의 잎에는 해충(害蟲)이 잘 찾아오지 않는데, 이것은 감미성분인 스테비오사이드가 해충의 접근을 막아주도록 진화된 때문이라고 생각되고 있다. 병충해가 적다는 것은 재배에 매우 유리하다. 또한 스테비아 잎에서 추출한 수액 성분을 농작물의 잎에 살포하면 해충의 피해를 막기도 한다. 스테비아 재배법에 대해서는 제3장에서 소개한다.

스테비오사이드는 안전한 천연 감미물질

스테비아에서 추출한 정제는 stevioside, steviol glycoside, rebiana, rebaundioside A 등의 이름으로 불리며, 이들이 당뇨환자와 다이어트용 건강식품 첨가물로서 널리 보급되기 시작한 시기는 최근이다. 2008년 이후 미국의 FDA를 비롯하여 오스트레일리아, 뉴질랜드, 멕시코(2009년부터), 유럽연합(2012년부터) 나라들이 스테비아의 잎 자체는 물론 정제한 것도 인체에 무해하다고 발표한 이후부터이다.

그에 따라 코카콜라 사는 2009년부터 자체적으로 생산한 스테비아 정제를 '트루비아'(Truvia)라는 이름으로 다이어트용 콜라에 첨가하여 미국만 아니라 이웃 나라에도 보급하고 있다. 트루비아는 코카콜라 사가 세계 최대 다국적 농산물회사인 카길(Cargill)사와 협력하여 생산한 것이며, 이 상품명으로 일반 소비자들에게도 판매하고 있다. 현재는 펩시콜라 사도 스테비아 정제품을 퓨어비아(PureVia)라는 이름으로 생산하여 다이어트 콜라에 첨가하고 있다.

미국의 유명한 인공감미료 회사로서 그 동안 사카린을 보급해온 쿰버랜드 패킹사(Cumberland Packing Co.)는 최근 스테비오사이드를 원료로 한 천연감미료를 생산하여 '스위튼로'(Sweet'n Low)라는 상품명으로 시장에 내놓았다.

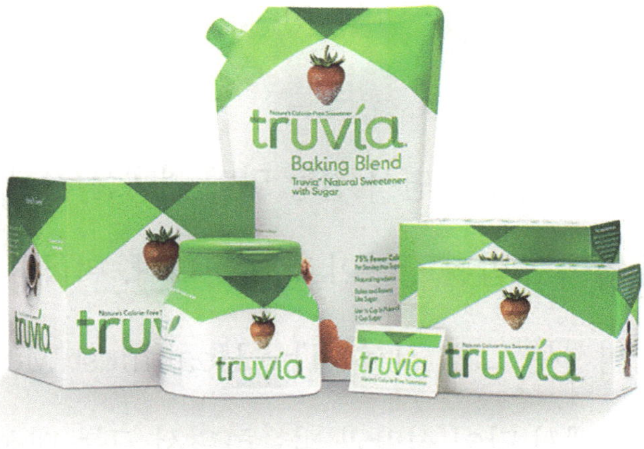

트루비아 미국의 식품점에서 판매되고 있는 코카콜라 사와 칼길 사가 공동으로 설립한 트루비아 캄파니(Truvia Company)의 제품인 트루비아이다. 이 회사가 생산한 여러 종류의 트레비아는 제빵에도 다량 사용되고 있다.

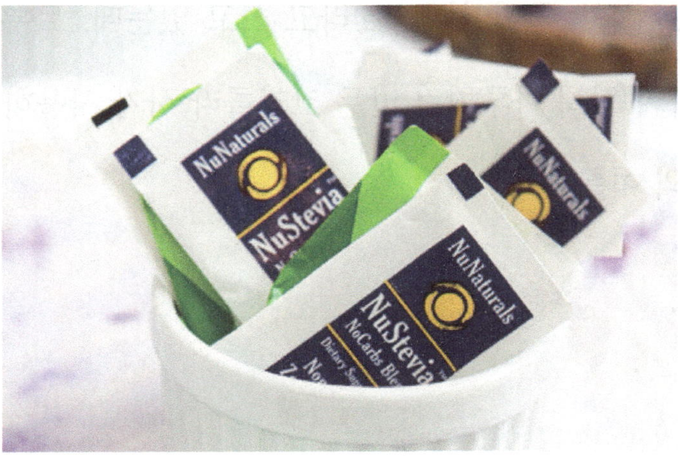

트루비아 봉지 설탕봉지처럼 식탁에 올려두도록 트루비아를 작은 봉지에 담은 제품이다.

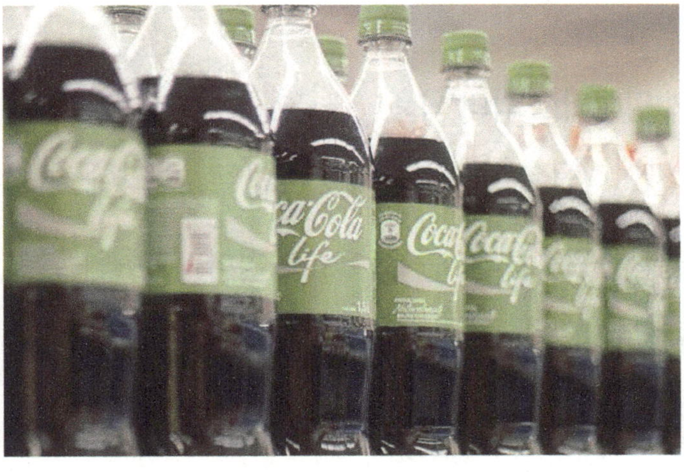

코카콜라 코카콜라사가 설탕 대신 스테비노이드를 첨가한 무 칼로리 다이어트 콜라병에는 녹색 라벨이 붙어 있다.

음료수의 감미가 된 스테비아

천연 감미료 중에 영양가가 전혀 없으면서 설탕 맛에 가까운 강한 단맛을 가진 것은 스테비아의 잎에 포함된 성분이 가장 강하다. 미국의 영양학자 보든(Jonny Bouden) 박사는 그의 저서 〈The Healthiest Meals on Earth〉(지상 최고의 건강식품)에서 맛이 설탕과 비슷하면서 그를 대신할 수 있는 최고의 천연감미료는 '트루비아'(Truvia)라고 쓰고 있는데, 트루비아는 스테비아를 정제하여 흰색 가루처럼 만든 코카콜라 사가 사용하는 상품(카길 사와 공동 생산)의 이름이다.

스테비아가 인체에 미치는 효과

스테비아는 영양가 제로의 다이어트 감미 식품

단맛을 가진 대표적인 천연식물로는 사탕수수, 사탕무, 한약에 거의 빠짐없이 넣는 감초(감초라는 식물의 지하경) 등이 대표적이다. 감초의 단맛은 설탕과 동일한 성분이며, 여기에 여러 가지 냄새와 약효를 가진 성분이 포함되어 독특한 단맛을 낸다.

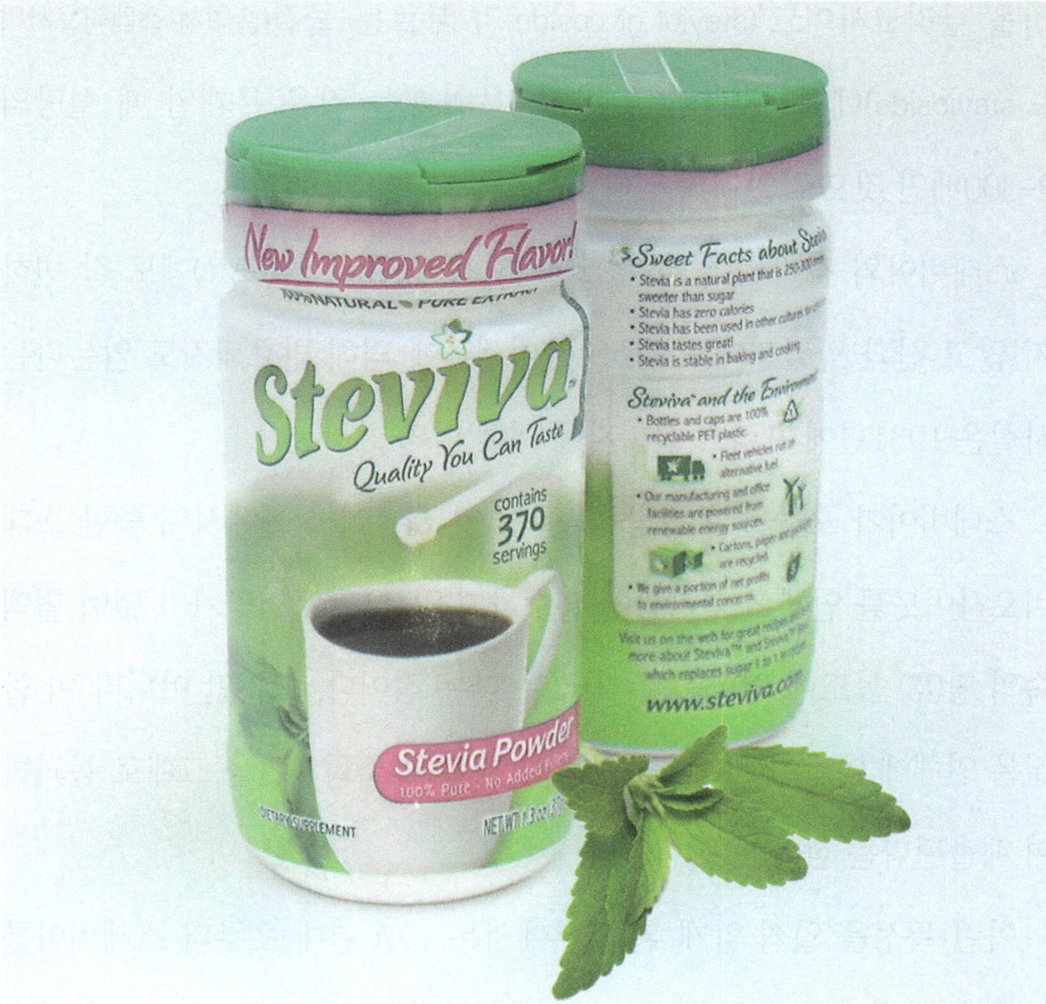

파우더 건조시킨 스테비아 잎을 가루로 분쇄하여 설탕 대신 사용도촉 한 제품의 하나. 스테비바라는 상품명을 붙여두고 있다.

스테비아의 감미는 설탕이나 포도당, 과당의 맛과 다소 다른데, 혀에서 설탕보다 단맛이 천천히 느껴지지만 오래도록 입안에 남아 있으며, 농축된 것은 약간 쓴맛으로 느껴진다. 스테비아의 단맛은 '스테비올 글리코사이드'(steviol glycoside)라 부르는 물질(줄여서 스테비오사이드 stevioside)에서 나오며, 그 감미도(甘味度)는 같은 무개일 때 설탕의 2-300배인 것으로 알려져 있다.

스테비아의 감미 주성분인 스테비오사이드는 고열(高熱)에도 잘 변하지 않고 산과 알칼리에도 강하며, 미생물에 의해 발효되지도 않는다는 사실은 1931년에 프랑스 화학자에 의해 일찍 밝혀졌다.

스테비아가 오늘날 주목받게 된 큰 이유는 이 식물에서 추출한 스테비오사이드를 인체 소화기관이 흡수하지 않으므로, 영양가가 없어 혈액 속의 당(糖) 농도에 영향을 주지 않는 다는 점이다. 그뿐만 아니라 이 물질은 인체에 아무런 부작용을 나타내지 않고 소화기관을 그대로 통과하여 배출된다는 점이다.

이런 특성을 일찍 알게 된 일본에서는 1970년대 초부터 스테비아를 설탕을 대신하는 건강식품으로 적극 활용해 왔다. 그러나 미국, 캐나다 및 유럽국가에서는 1990년대 초까지 충분히 검정되지 않았다는 이유로 건강식품으로 인정하지 않았다. 하지만 이들 국가에서도 이전부터 스테비아 제품이 시판되고 있었다. 그러다가 2008년에야 미국의 FDA가 스테비아를 건강보조식품으로 정식 허가하게 되었고, 이어 2011년에는 유럽국가(EU)까지 감미료로 사용하도록 인정했다.

스테비오사이드의 특성

오래도록 설탕을 대신하여 인공감미료로 이용되던 시클라메이트(cyclamate)와 사카린(saccharin)이 1970년대가 시작되면서 발암물질일지 모른다고 의심받게 되었다. 이를 계기로 일본에서는 스테비아를 직접 재배하여 그 잎에서 추출 정제한 천연감미료 성분을 제품으로 생산하기 시작했는데, '모리타(Morita) 화학공업' 회사가 그 선구자였다. 이때부터 일본에서는 스테비오사이드를 온갖 청량음료와 코카콜라에까지 첨가하게 되었고, 세계 최다(最多) 스테비아 소비국이 되었있다.

스테비아의 감미 성분을 추출하여 고체의 흰 분말 상태로 만든 것(스테비오사이드)은 설탕의 약 200-300배 감미를 가졌지만, 칼로리는 90분의 1 정도이다. 스테비아의 잎을 건조하여 그대로 분말로 만든 것은, 같은 설탕 무게로 따질 때 약 15배의 감미를 가졌다. 스테비아 잎에서 추출하여 정제한 흰 분말에는 스테비오사이드 성분이 81-91% 포함되어 있고, 잎을 말린 분말 잎에는 약 12%의 스테비오사이드가 함유되어 있다.

다음은 스테비오사이드의 특징을 종합하면 다음과 같다.

1. 잎에 포함된 스테비오사이드는 물에 잘 용해된다.

2. 칼로리가 거의 없는 고감미성 천연물질이다.

3. 뜨거운 열과 산성 알칼리성 물질 속에서도 단맛을 잃지 않는다.

4. 스테비아 잎은 소금에 절이더라도 맛을 잃지 않는다.

3. 장기 보존해도 잘 변질되지 않는다.

4. 충치 세균이 번식하지 않는 단맛이다.

5. 청량감이 있으며, 신맛과도 잘 어울린다.

건강을 돕는 스테비아의 항산화물질

스테비오사이드는 감미물질이기만 한 것이 아니라, 건강에 매우 도움을 주는 성질이 있다는 사실이 알려지기 시작했다. 스테비아가 가진 건강식품으로서의 첫째 매력은 활성산소의 작용을 억제하는 강력한 '항산화 활성' 즉 면역력을 가지고 있다는 것이다. 오늘날 활성 산소는 백가지 병의 원인으로 지목되기도 한다.

인체는 활성산소의 공격으로부터 지키는 것이 중요하다. 당뇨병도 예외가 아니다. 당뇨병을 퇴치하려면 활성산소를 격퇴하지 않으면 안 된다. 그 비책이 항산화 활성과 면역력 강화인데, 스테비아는 발군의 항산화 활성과 면역력을 가진 것이 밝혀지고 있다.

'활성 산소'라는 용어는 면역학의 발전에 따라 1990년대 중반 이후부터 널리 알려지게 되었다. 인체 내에서는 끊임없이 활성 산소가 생겨난다. 왜냐 하면 인체는 항상 세균이나 바이러스 또는 이물질의 침입을 받으므로, 이를 제거하는 작용이 몸에서 일어나는데, 이 역할을 하는 것이 활성 산소이기 때문이다. 그러므로 활성 산소가 없다면 면역 기능에 이상이 생겨 생존할 수 없다.

그런데 활성 산소가 필요 이상 많이 발생할 경우, 그것이 세포막에 손상을 줄 수 있다는 연구 결과가 알려졌다. 젊을 때는 그래도 별 문제가 없다. 문제는 건강이 악화되어 있거나 노화가 진행될 때이다. 세포막은 인지질, 포화지방산, 불포화지방산, 콜레스테롤 등의 지질(脂質) 물질로 구성되어 있으며, 다음과 같은 중요 역할을 한다.

1. 세포막은 세포에 접근한 적과 아군을 식별한다. 바이러스나 세균과 같은 낯선 적이라면 세포 안으로 들어오지 못하게 하고, 산소나 영양분이라면 받아들인다.
2. 세포 내의 미소 기관인 미토콘드리아는 에너지를 생성한 후에 발생하는 노폐물을 세포 밖으로 배출한다.

3. 세포막은 세포와 세포 사이의 정보를 전달한다.

그러므로 만일 세포막에서 바이러스와 세균의 침입을 방어하지 못하면 세포의 유전자(DNA)가 파괴될 수 있다. 체내에서 활동하는 활성 산소의 종류는 현재 10여 가지 알려져 있다. 그 중 대표적인 것이 '슈퍼 산소'(super oxide)라 불리는 것으로 전체 활성산소 양의 절반을 차지한다. 슈퍼 산소란 화학시간에 배웠던 과산화수소(hydrogen peroxide H2O2)나 오존(O3)과 같은 것이다. 과산화수소는 물 분자(H2O)와 자유 산소(O)로 분리되고, 이 자유 산소는 강한 화학작용(살균작용)이 있어 세균(이물질)을 파괴하여 인체를 보호하는 역할을 한다.

인체 세포에서 생성되는 슈퍼 산소는 지질(脂質) 및 수소와 결합한 하이드로과산화물(hydroperoxide)이다. 또한 활성 산소는 단백질의 기능을 저하시키고, 핵산을 손상하여 돌연변이나 암을 유발할 위험성이 커지며, 생리기능에도 악영향을 주어 병에 걸리거나 노화를 빠르게 한다는 것이 알려져 있다.

활성 산소는 평소 정상적으로 발생하여 강력한 살균작용 등으로 건강 유지에 중요한 역할을 한다. 즉 면역세포인 백혈구와 협력하여 체내로 침입한 바이러스나 세균을 격퇴한다. 그런데도 활성산소가 필요 이상 발생할 경우 몸의 항상성(恒常性 homeostasis)에 지장이 생긴다. 인체는 놀라운 항상성을 가졌다. 체온을 일정하게 유지하고, 산도(酸度 Ph)를 적정하게 관리한다. 예를 들어 활성 산소가 과다해지면 이를 감소시키는 '자연 치유' 또는 '자동 방어 시스템'이라는 조절작용이 일어난다. 이 항상성의 주역이 '소거(消去) 효소' 또는 '항산화효소'라고 하는 것이다. 항산화효소에는 슈퍼 산소 외에 디스뮤테이스(dismutase), 캐탈레이스(catalase), 글루타티온 퍼옥시데이스(glutathione peroxydase) 등이 알려져 있다.

그런데 문제가 되는 것은 생체가 노화되면 소거 효소의 발생이 원활하지 못해진다는 것이다. 이런 현상이 나타나는 경계 연령이 40대 중반 이후로 알려져 있다. 젊을 때는 소거 효소가 충분하여 활성 산소의 작용을 조정하여 항상성이 잘 유지되지만, 중년을 넘어 생성 양이 감소하면 활성 산소의 과잉으로 성인병을 유발하게 된다. 당뇨병은 그 대표적인 결과이다.

항산화 효소라는 것은 체내에서 자연적으로 생성되므로 체외로부터 공급하지 못한다. 그러므로 불충분한 소거 효소의 기능을 보완하려면, 유사(類似)한 기능을 가진 항산화 식품을 섭취토록 하는 것이다. 플라보노이드(폴리페놀), 알파 토코페롤(비타민 E), 베타 캐로틴(비타민 A), 베타 D

글루칸, 엽산 등의 항산화 성분이 이러한 식품에 해당한다.

스테비아 추출액은 이러한 항산화 식품이기 때문에 여러 가지 효력을 발휘한다. 즉 스테비아의 항산화 성분은 활성 산소와 결합하여 산화력을 조절하게 된다. 일본 동북대학 연구팀은 양식 무지개송어를 대상으로 항산화에 대한 실험을 했다. 물고기는 활성 산소의 공격에 약한 불포화지방산이 많다.

연구자들은 무지개송어의 사료에 10%의 스테비아 추출액을 첨가한 것을 하루 3회식 먹이면서 5주일간 사육한 뒤, 배합하지 않은 무리와 비교했다. 그 결과 혈액 중 불포화지방산의 산화 정도가 현저히 감소했다고 보고했다. 또한 스테비아 첨가 사료를 먹여 키운 무리는 그렇지 않은 것에 비해 체중이 1.5배 증가해 있었다고 했다. 이것은 스테비아의 항산화작용이 크다는 것을 증명한다.

또 산소를 제거한 물에 무지개송어를 넣어두었을 때, 스테비아 사료를 먹인 것은 6.75분간 살아있었으나, 먹이지 않은 것은 4.88분을 견딜 수 있었다. 이 외에도 여러 방법으로 실험이 이루어졌으며, 결과적으로 활성 산소가 많이 생성되었을 때 그에 대한 대책은 체외로부터 항산화식품을 보급하는 것이라고 했다.

메디컬 저널리스트의 보고서

다음은 스테비아의 여러 효능에 대해 일본의 저명한 메디컬 저널리스트인 히로우미 테루아키(廣海輝明)가 그의 저서 〈당뇨병은 치료된다〉에서 스테비아의 항산화력, 면역력, C형 간염에 대한 치료 효과 등을 소개한 내용을 요약한 것이다.

* 스테비아는 어떤 성분이 항산화 활성에 더하여 강력한 면역력을 갖는가? 첫 번째로 주목되는 것이 스테비아가 고농도로 함유하고 있는 '칼륨 무기염류'이다. 스테비아의 추출액에는 칼륨, 나트륨, 마그네슘, 철분 등의 무기염류가 포함되어 있다. 그 다음으로 주목되는 것은 알파 토코페롤(비타민 B)을 비롯한 플라보노이드(폴리페놀), 베타카로틴(비타민 A), 피리독신(비타민 B6), 나이아신(니코틴산), 비오틴, 판토텐산 등의 비타민류와 인, 철분 등의 미네랄, 그리고 베타-D-글루칸과 엽산 등도 검출된다. 그 중 가장 함유량이 많은 것이 칼륨 무기염류이다. 그 함유량은 스테비아 추출액 100 ml 중 2,200 mg으로 압도적으로 많다.

* 칼륨은 체내의 산성 농도를 조절하는 기능이 있다. 인체의 산도(Ph

농도)는 7.35-7.45인 약 알칼리성을 가져야 좋은 상태이다. 육식 등 산성 식품의 섭취가 많으면 산성으로 기울어지는데, 칼륨이 충분하면 염려하지 않아도 된다.

* 인체의 세포는 삼투압을 조정하여 영양분이나 신선한 산소를 받아들이고, 노폐물과 이산화탄소는 세포 밖으로 내보내는 작용을 한다. 이때 칼륨이 삼투압 조정에 중요 역할을 한다.

* 여분의 나트륨을 체외로 배설함으로써 혈압을 내리는 것도 칼륨의 작용이다. 사과에 다량 포함된 칼륨이 지나치게 섭취한 나트륨(소금)을 배설하는 것은 오래 전부터 알려져 있다. 칼륨은 야채와 귤 등 여러 식품에 포함되어 있으나, 체중 70kg인 사람은 하루 1-3g이 필요하다. 그런데 실제로는 칼륨이 결핍된 사람이 많다고 생각된다.

* 근육의 수축 및 신경자극 전달 작용을 한다.

* 세포의 핵 속에 있는 리보솜이 하는 단백질 합성을 촉진시킨다.

* 당뇨병과 관련된 인슐린의 작용을 강화한다.

면역세포란?

생체는 자신의 것이 아닌 외부로부터 들어온 이물질을 식별하여 배제(排除)하는 자기인식(自己認識) 시스템이 있어 이를 '면역력'이라 한다. 장기이식을 했을 때 거부반응이 나타나는 것은 바로 자기인식에 따른 거부반응 결과이다. 병원균, 바이러스, 약물 등이 체내에 들어오면 이를 배제하는 면역력은 활성산소와 밀접한 관계가 있다. 왜냐 하면 면역시스템은 활성 산소의 힘을 빌려 이물질을 처리하기 때문이다.

면역을 담당하는 주역은 면역세포라 불리는 백혈구의 일종이다. 일반적으로 백혈구라 하지만, 그 속에는 마크로파지, 임파구, 호중성구, 호염기구, 호산구 등 몇 가지 종류가 있다. 이들 중에 호중성구(好中性球), 호산구(好酸球), 호염기구(好鹽基球) 3종을 과립구(顆粒球)라 하는데, 백혈구 전체의 40-50%를 차지하며 주로 세균 퇴치 역할을 한다. 이때 이들 백혈구는 슈퍼 산소라는 활성 산소를 방출하여 세균을 파괴한다. 백혈구를 면역세포라 하는 것은 이 때문이다.

비타민, 미네랄, 엽산의 합동 효과

스테비아 잎에는 100여 가지 식물성 영양분을 포함하여 휘발성 유지(油脂)가 분석되고 있다. 일본 동북대학 연구팀은 칼륨염의 항산화 활성을 조사한 결과, 리놀산에 대한 탄산칼륨의 항산화 지수가 100점 만점에 99점이었다. 이 지수는 칼륨 농도 2,000ppm, 실험온도 70℃, 실험기간

6일간에 나온 것이었다. 리놀산이란 산화되기 쉬운 불포화지방산이다. 그래서 칼륨 무기염인 탄산칼륨은 비타민을 능가하는 '초 비타민'이라는 표현까지 나오게 되었다. (아래의 도표 참조)

메디컬 저널리스트 테루아키 씨는 〈C형 간염 포기하면 일생의 손해〉라는 저서에서 스테비아의 항산화력, 면역력, 항바이러스력 등을 소개했다. 그는 책에서 "면역초(免疫草)인 스테비아의 매력은 1차적으로 항산화 활성을 가진 것이고, 두 번째는 면역력, 3번째는 항 바이러스성, 4번째는 복합효과이다. 인체의 항상성(恒常性 homeostasis)을 지키는 제1 방위군은 '산소적 방어기구'이고, 제2는 '비효소적 방위기구'라 불리는 항산화 비타민과 미네랄이다. 스테비아 추출액에는 이 항산화 비타민과 미네랄이 넉넉히 함유되어 있어 상호 상승작용을 한다."고 말하고 있다.

항산화물질 플라보노이드 함유

플라보노이드란 폴리페놀의 일종으로, 붉은 와인이 인기를 끌게 만든 수용성 색소의 하나이다. 플라보노이드는 항산화물질의 하나로서 관상동맥경화(冠狀動脈硬化) 예방에 효과가 있는 것으로 알려져 있다. 1997년에 네덜란드에서 이루어진 연구에 의하면 플라보노이드를 하루 30mg 이상 섭취하면 섭취량이 그 이하인 사람들에 비해 관상동맥경화의 위험률이 절반 이하로 떨어졌다.

이것은 활성 산소에 의한 콜레스테롤의 산화(산화코레스테롤)를 억제하여 발암(發癌)과 관련되는 효소를 억제한 때문이라고 생각되고 있다. 포도의 과피(果皮)와 종자까지 발효시킨 붉은 포도주는 플라보노이드를 함유한다(흰 포도주의 함량은 붉은 것의 10분의 1 이하이다). 붉은 포도주의 의학적 효과가 크게 알려졌던 1992년 경, 프랑스 보르도 대학의 심장병 연구학자 르노의 보고가 있다. 그는 매일 2-3잔씩 와인을 마시는 사람은 심장병의 경우 전체의 30%, 암은 18-24% 사망률이 낮다고 발표했다.

이 보고는 프랑스 동부에 사는 중년 남성 34,000명을 대상으로 조사된 결과인데, 이 내용은 '프랜치 파라독스'라 하여 유명한 이야기이다. 그는 이런 효과의 원인이 플라보노이드가 암과 동맥경화, 당뇨병의 원인 중 하나인 활성 산소의 과잉을 억제하기 때문이라고 했다.

스테비아의 알파 토코페롤은 노화방지 비타민

알파 토코페롤은 비타민 E이며 '노화방지 비타민'으로 불린다. 혈관세포가 이것을 다량 함유하고 있으면 혈액의 점도(粘度)를 내려 혈액순환이 잘 된다. 또한 토코페롤은 과산화지질의 생성을 억제한다. 과산화지방질 때문에 발생하기 쉬운 성인병으로 혈행장해(血行障害), 임신 기능장해 등이 알려져 있다.

불포화지방산과 활성 산소가 결합하면 과산화지방질이 된다. 세포 내에 이것이 생기면 세포막이 파괴되어 영양분 보급과 노폐물 배출이 원활하지 못하게 된다. 세포막의 기능이 저하된 세포가 증가하면 당뇨병과 같은 질병을 불러온다. 알파 토코페롤은 바로 이러한 과산화지방질의 생성을 억제하는 작용이 있다고 알려져 있다.

베타 D 글루칸

베타 D 글루칸은 포도당(D-글루코스) 분자가 여러 개 결합한 다당류(多糖類)의 일종으로 버섯류에 많이 포함되어 있는데, 스테비아 추출액에

100g당 0.5g 비율로 다량 포함되어 있다. 베타 D 글루칸의 최대 특징은 강력한 면역력 부활 작용이다.

스테비아 유효성분 분석표(재단법인 일본 식품분석센터)

(일본 시판 스테비아 농축액 100ml 중에 포함된 양)

성분	함량	성분	함량
타 카로틴	54ug	칼륨	2200mg
플라보노이드	0.28mg	판토텐산	1.8mg
비타민 B6	0.36mg	초산	0.37%
비타민 E	0.17mg	유산	0.85%
비타민 C	첨가	중금속	10,000ppm 이하
나이아신	3.9mg	효모 기타	
비오틴	17.4ug	엽산	0.10mg / 100g
인	200mg	베타 D 글루칸	0.05g / 100g
칼슘	120mg	구연산	첨가
철분	1.3mg	나트륨	22mg

스테비아의 엽산(葉酸)

다음으로 주목되는 것이 엽산(葉酸 folic acid)의 존재이다. 스테비아 농축액 100g에 0.1mg 포함되어 있다는 엽산은 여성의 태아 건강에 중요한 물질로 알려져 있다. 이 물질은 세포분열을 원활하게 하고, 골수에서 적혈구와 백혈구가 잘 생성되게 하는 작용이 알려진 뒤, '비타민 M'이라 불리고 있다. 엽산이 부족하면 학습능력도 떨어진다고 말한다. 엽산의 하루 필요양은 약 0.4mg이고 시금치, 소의 간, 과일 즙 등에 많이 포함되어 있다. 오늘날 엽산은 건강보조제로 널리 보급되고 있다.

카로티노이드

카로티노이드는 '베타 카로틴'이라 부르기도 한다. 녹황색 야채에 다량 포함된 이것은 동물 체내로 들어오면 간에서 비타민 A로 변한다. 당근 뿌리나 시금치에 많으며 소장에서 흡수한다. 카로티노이드는 기름에 녹은 상태의 것을 섭취하는 것이 좋은데, 기름에 녹지 않으면 소장에서 흡수되지 못해 비타민 A로 변하지 않기 때문이다.

예를 들어 당근을 생으로 먹으면 흡수율이 8%에 지나지 않고, 익혀 먹으면 30%가 되며, 기름에 튀긴 것은 50-70%까지 높아진다. 그런데 반면에 기름(지방분)은 소화에 부담이 된다는 것을 인식해야 한다. 식물의 잎에서 탄소동화작용을 하는 엽록소는 장벽(腸壁)의 연동운동(□動運動)을 활발하게 하고 변비를 없애주는 작용을 한다.

기타 비타민의 효과

나이아신(niacin)은 '신경의 비타민이라 불리기도 한다. 이 역시 건강보조제로 널리 시판되고 있다. 피리독신(비타민 B6)은 알코올을 분해하고 해독하는 작용을 도우며, 당분 분해 호르몬인 인슐린의 활성을 높인다. 술을 과음하면 간은 알콜이라는 이물질을 제거하기 위해 급격히 대량의 활성산소를 생성한다. 이때 활성산소에 대한 조절능력이 있는 항산화물이 부족한 사람은 간세포가 피해를 입어 간경화 위험이 높아진다. 이 왜에도 스테비아의 잎은 다음과 같은 효과가 있는 것으로 밝혀지고 있다.

1. 혈당치 강하

2. 혈압 강하

3. 항 염증

4. 항 세균

5. 항 바이러스

6. 강심작용

7. 이뇨작용

제2장

혈당을 안정시키는 스테비오사이드

당뇨병은 왜 발생하는가? | 인슐린과 췌장 | 포도당의 역할 | 당뇨병 환자에게 설탕은 나쁜가? | 당노환자의 건강 감미제 스테비오사이드 | 혈당을 높이는 물질 AGE | 스테비아를 이용한 당뇨 투병 사례 | 혈액순환을 원활하게 하는 스테비오사이드 | 스테비아의 안전 문제 실험 | 스테비아 종합 헬스 가이드

스테비오사이드가 주목받는 중요한 이유의 하나는 무엇보다 당뇨환자에게 도움이 된다는 것이다. 스테비오사이드가 당뇨환자에게 도움이 되는 이유를 이해하기 위해서는 당뇨병의 원인과 혈당을 조절하는 인체 중요 부위의 역할에 대한 이해가 필요하다.

당뇨병은 왜 발생하는가?

혈액 속에는 항상 적정량의 포도당이 녹아 있으며, 이 포도당은 인체의 각 세포에 전달되어 에너지로 이용된다. 혈액 속의 포도당 농도가 적정 수준 이상으로 높아지지 않도록 조절하는 기관이 췌장이다. 즉 췌장은 인슐린이라는 효소를 생산하여 당의 농도를 조절한다.

그런데 췌장의 기능이 불완전하여, 혈액 속의 포도당 농도가 지나치게 높아졌는데도 인슐린이 혈액 속으로 충분히 공급되지 않는다면, 혈액에 너무 많이 포함된 포도당은 신장에서 오줌으로 다량 빠져나가게 된다. 만일 혈당치가 높은 상태가 계속된다면, 혈액으로부터 포도당(에너지 연료)을 공급받아야 할 세포들은 연료 부족으로 정상 기능을 하지 못하여 신체적으로 이상을 나타낸다. 이러한 비정상 상태를 '당뇨병'이라 한다.

일반적으로 혈당치는 혈액 100cc(1dl)에 포함된 포도당의 무게를 mg으로(예; 180mg/dl) 나타낸다. 건강인의 혈당치는 70-150mg/dl로 알려져 있으며, 혈당치가 특히 높은 사람은 400mg 이상이 되기도 한다. 혈당치가 이 정도로 높은 상태가 계속되면 몸속의 포도당이 잠간 사이에 대량 빠져나가기 때문에 인체는 활동할 에너지가 부족해진다.

혈당치는 공복시와 식후 경과시간에 따라 변한다. 혈당치가 높으면 심한 갈증으로 물을 찾게 되고, 소변 양이 많아지며, 피로감과 공복감, 현기증을 느끼고, 체중이 감소하기도 하며, 흐릿한 시야(視野), 상처 회복이 더뎌짐, 심한 경우 혼수상태가 되기도 한다. 만약 혈당치가 지나치게 높다면(고혈당증) 온갖 합병증이 나타난다. 당뇨병이 두려운 것은 이들 합병증이 다양하게 나타나 환자를 위협하기 때문이다.

당뇨병이 발병하는 원인은 여러 가지 알려져 있다.

'1형 당뇨병'이라 불리는 것은 췌장의 베타세포가 어떤 이유로 기능을 못하여 인슐린 분비가 부족한 경우를 말한다.

'2형 당뇨병'은 혈액 속에 인슐린은 있지만 비만 등의 원인으로 인슐린의 기능이 나빠지거나 감소하여 혈당치 조절이 잘 안 되는 경우이다.

당뇨병 환자는 의외로 많아, 2006년의 통계에 의하면 세계적으로 1억 7,100만 명이나 된다고 했으며, 선진국일수록 환자 비율이 높다. 한국은

10명 중 2-3명이 당뇨환자로 알려져 있다. 당뇨환자의 신체적 증세를 급히 완화시키기 위해서는 피하주사로 인슐린 성분을 적당량 보충한다.

인슐린과 췌장

당뇨병에 대한 현대 의학적 연구는 1920년대 초부터 시작되었으며, 치료약인 인슐린에 대한 의학적 연구로 노벨상을 수상한 과학자가 지금까지 5명이나 된다. 그러나 아직도 당뇨병을 근치(根治)할 방법에 대한 연구는 갈 길이 멀다.

인슐린은 단백질에 속하는 물질이다. 당뇨환자 치료를 위해 과거에는 동물(돼지 등)의 췌장에서 추출한 인슐린을 사용해야 했으므로, 그 즈음에는 고가(高價)의 주사약이 되었다. 그러나 1980년대에 인슐린을 합성하는 세균을 유전공학적 방법으로 개발하는데 성공하고, 이 세균을 대규모로 인공 배양하여 그 배양액에서 인슐린 성분을 추출하게 됨으로서 염가의 인슐린을 생산하게 되었다.

췌장은 위 뒤쪽 비장(脾臟 쓸개)과 십이지장 사이에 위치하는 내분비기관의 하나로서, 길이 약 15cm, 폭 3-5cm, 두께 약 2cm, 무게 70-100g

정도인 길고 편편한 기관이다. 췌장의 내부는 '랑게르한스섬'이라 부르는 여러 개의 포도송이처럼 생긴 조직으로 이루어져 있으며, 각 랑게르한스섬에서 몇 가지 중요한 내분비액이 생성되어 췌장관을 통해 십이지장으로 나가고 있다.

랑게르한스섬(췌장)에서 생성되는 내분비액으로는 음식(탄수화물, 지방, 단백질)을 분해하는 여러 가지 소화효소를 비롯하여, 혈관 속의 당분(포도당) 농도(혈당치)를 조절하는 호르몬인 글루카곤(glucagon)과 인슐린(insulin)을 분비한다.

이곳에서 분비되는 글루카곤은 혈액의 포도당을 적절한 농도로 높이는 작용을 하고, 반대로 인슐린은 포도당의 농도(혈당치)를 낮추는 작용을 한다. 이들 중 글루카곤은 췌장 속의 알파세포군에서 생성되고, 인슐린은 베타세포군이라 불리는 곳에서 만들어진다.

포도당의 역할

포도당은 신체에 필수적인 영양소이다. 음식은 소화기관에서 포도당으로 변했다가 혈관으로 들어가 생명 활동에 필요한 에너지로 쓰이게 되는데, 혈액 속에 여분의 포도당이 있으면 이는 근육과 간 등의 세포에 저장되었다가 필요할 때 소비된다.

포도당은 물에 잘 녹지만, 간이나 근육에 저장되는 포도당은 분자가 여러 개 결합해 있으므로 혈액(물)에 녹지 않는 상태(과립)가 된다. 이런 과립 상태의 포도당(glucose)은 따로 '글리코겐'(glycogen)이라 부르며, 이를 '저장성 포도당'이라 칭하기도 한다.

인체의 세포는 혈관에 녹아 있는 포도당을 세포로 끌어들여 활동 에너지(연료)로 사용한다. 그런데 혈액 내의 포도당 함량이 부족하면, 간이나 근육에 저장된 글리코겐(저장성 포도당)을 포도당 분자로 분해하여 혈액 속에 녹아들도록 한다. 이때는 췌장에서 분비되는 글루카곤(glucagon)이 역할을 한다.

반대로 혈액 중의 포도당 농도가 너무 높으면 췌장에서 인슐린이 분비되어 지나치게 많은 포도당을 저장성 글리코겐으로 변화시켜 혈액 중의 포도당 농도를 감소시킨다. 건강인이라면 글루카곤과 인슐린의 작용이 체내에서 자동적으로 조절된다.

당뇨병 환자에게 설탕은 나쁜가?

설탕은 화학기호로 $C_{12}H_{22}O_{11}$로 나타내는데, 설탕을 먹으면 위장에서 물과 만나 포도당(葡萄糖)과 과당(果糖)으로 분해된다. 포도당과 과당은 화학식이 모두 $C_6H_{12}O_6$로 같지만 성질에는 약간의 차이가 있어, 이 둘을 이성질체(異性質體)라고 한다. 설탕이 두 물질로 쪼개지면 분자 크기가 작아져 모세혈관의 벽을 빠져나가 세포로 쉽게 흡수되어 에너지원이 된다.

정상 상태의 건강한 사람에게는 설탕이 나쁘지 않다. 그러나 설탕은 영양가가 많고 위장에서 금방 혈액으로 들어가 에너지가 되기 때문에 과체중이거나 혈당치가 높은 사람들에게 문제를 일으킨다. 위장에 들어간 설탕은 위장 속의 소화효소 작용으로 즉시 포도당(50%)과 과당(50%)이 된다. 그러므로 당뇨환자는 설탕이 첨가된 커피라든가 콜라 등의 음료와 음식을 기피하지 않을 수 없다. 그러나 모든 사람이 단맛 느끼기를 즐겨한다. 그러므로 당뇨환자는 설탕 대신 혈당을 높이지 않는 인공감미료라도 사용하여 감미를 느끼려 한다.

설탕의 위험에 대해서는 다음과 같은 주장이 따르고 있다.

1. 설탕은 흡수가 빨라 혈당치를 급속히 상승시키고, 한편 시간이 지

나면 오히려 혈당치가 하락하여 저혈당 증세를 유발한다.

2. 설탕은 칼로리가 많아 비만의 원인이 된다.
3. 설탕은 영양분이 많으므로 고지혈증과 동맥경화증과도 관계가 있다.

설탕(흰설탕, 갈색설탕)과 비슷한 영향을 주는 감미제로는 사탕무우 시럽, 콘시럽, 꿀, 과일즙, 조청(엿), 코코넛 슈가 등이 있다. 가장 맛있는 맛의 대명사가 '꿀맛'이 된 것은 누구나 진한 단맛을 좋아하기 때문이다. 그러나 당뇨환자는 천연의 단맛을 피하지 않을 수 없다. 뿐만 아니라 당뇨환자들은 탄수화물 함량이 많은 밥, 빵, 크래커, 쿠키, 시리얼, 과일, 감자, 고구마, 옥수수, 콩 등을 먹을 때도 조심해야 하므로 맛있는 음식을 마음대로 먹지 못하는 불리함을 겪는다.

혈당치를 완화하는 스테비오사이드

(메디컬 저널리스트-히로우미 테루아키(廣海輝明)의 저서에서)

근래에 와서 스테비아가 가진 성분이 췌장의 중요 기능인 인슐린 분비를 촉진토록 한다는 연구보고가 발표되고 있다. 건강식품으로 스테비아가 세상에 처음 알려진 시기는 1970년경이다. 당시 스테비아의 원산지인 파라과이에 살던 의사 미켈 박사는 '스테비아는 당뇨병에 효과가 있다'는 논문을 국제학회에 발표했다.

미켈 박사는 파라과이 원주민 과라니 족 사이에 예부터 전해온 스테비아에 대한 이야기를 듣고 연구에 착수했던 것이다. 그는 스테비아의 감미(甘味)는 설탕의 300배(건잎은 15배) 정도이면서 영양가가 없으므로, 그 잎을 끓인 액을 당뇨병자가 마시면 어떤 현상이 나타날까 하는 생각을 하게 되었던 것이다.

미켈 박사의 연구 결과는 일본에 알려졌다. 일본 장야현(長野縣) 진료소(八坂村國保診療所)의 의사 다니분유(谷文雄) 박사는 포도당 부하실험(負荷實驗)과 같은 방법으로 스테비아의 효능을 시험했다.

당뇨병의 정도를 판단하는 방법으로 '당의 부하실험'이라는 것이 있다. 처음에는 공복 때 혈액을 채취하여 혈당을 조사하고, 다음에 포도당을 마시게 한 뒤 30분, 60분, 90분, 120분 시간이 경과했을 때 포도당치가 어떻게 변하는지 관찰하는 것이다.

다니 박사는 건강한 사람 9명과 당뇨를 가진 사람 11인의 혈액을 공복 시에 채취하여 혈당치를 측정했다. 이후 스테비아 농축액 20cc를 마시게 하고 30분, 60분, 90분, 120분 후에 각각 채혈하여 혈당치를 조사했다. 그 결과 농축액을 복용한 사람의 혈당치는 공복 때와 전혀 변동이 없었다. 이 실험에서 다니 박사는 스테비아 농축액은 매우 달콤한 물질이지만, 복용하더라도 혈당치에 영향을 주지 않으므로 당뇨병을 일으킬 염려가 없다고 생각했다.

오사카로 직장을 옮긴 다니 박사는 이곳에서 당뇨 환자 14인에 대해 같은 실험을 했다. 그 결과 스테비아는 혈당치 상승에 영향을 주지 않는다는 확신을 갖게 되었다. 예를 들어 49세 여성 당뇨 환자의 경우, 공복 시의 혈당치가 143mg이었으나 30분 후에 134mg, 1시간 후에는 132mg, 2시간 후에는 133mg이라는 수치가 나왔다.

혈당 조절이유는 무엇

당뇨병의 원인은 활성 산소의 영향과 달콤한 포도당이 단백질과 결합하여 AGE(advanced glycation end products)라는 물질이 되기 때문이라 생각하고 있다. 인공투석 환자의 혈액은 AGE 값이 높다. 그러므로 스테비아의 강한 항산화 활성은 AGE의 축적을 막아준다고 생각되고 있다. 다니 박사의 보고가 알려진 이후, 스테비아를 복용하는 사람이 증가하게 되었고, 시간이 흐르면서 당뇨병에 효과가 있다는 말이 애용자들 사이에 퍼지게 되었다. 이때까지만 해도 일본은 스테비아를 재배하지 않고 농축액을 남아메리카에서 수입만 하고 있었다.

이런 사실을 알게 된 일본 후생성은 훌륭한 천연 감미료가 될 수 있다는 생각을 하고, 파라과이에서 묘목을 수입하여 분석을 시작했다. 이 때 이런 정보를 입수한 태천(太川)이라는 사람은 스테비아 묘목 1본을 힘들게 구하여, 자택에서 묘목을 증식시켜 희망자들에게 무료로 나누어 주기도 했다. 집에서 과실주를 직접 만들어 마시는 취미를 갖고 있던 태천 씨는 과실주에 첨가하는 감미료로 스테비아를 첨가했던 것이다.

스테비아를 이용한 당뇨 투병 사례

1993년 2월, 평소 건강하던 태천 씨는 감기 증상이 오래 지속되면서 열이 내리지 않고 기력이 없어 일어날 수 없는 상태가 되었다. 3월 1일에 그는 병원에서 진찰 결과 혈당치가 240이라는 진단을 받고 놀라지 않을 수 없었다. 그는 파라과이의 미켈 박사 이야기를 떠올리고, 자기 집에 건조 상태로 보관해두었던 스테비아 잎을 끓여 농축액을 만들어 마시기 시작했다.

그러기를 57일간 계속한 뒤에 병원을 찾았을 때, 혈당치는 108까지 내려가 있었다. 의사는 이런 환자 처음 본다고 말했다. 그가 스테비아를 다려먹었다는 이야기를 하자, 의사는 그게 어떤 식물이냐고 물었다.

태천 씨는 스테비아 묘목을 심은 화분과 스테비아에 대한 자료를 의사에게 드렸다. 그리고 이후부터 그는 스테비아 선전원이 되었다. 또한 태천 씨의 부인도 마시기 시작했는데, 늘 병약하던 부인은 감기도 걸리지 않고 피로해하지도 않았다. 1년 후 부부는 1달간의 유럽 여행도 건강하게 다녀올 수 있었다.

고혈압이 심하던 태천 씨의 친구(55세)도 병원 약을 끊고 스테비아를 먹기 시작한 후 혈압이 정상치로 돌아왔다. 또 다른 친지(72세)는 혈당치 188 정도의 당뇨를 갖고 있었는데, 스테비아를 먹기 시작하고 3개월 뒤에 130, 6개월 뒤에는 100으로 내려가 정상 수치가 되었다고 한다.

그 후부터 태천 씨는 로터리 클럽이나 근처 대학 등에서 스테비아에 대한 강연도 하게 되었다. 이때부터 태천 씨 주변의 여러 사람들이 당뇨 치료에서 기적적인 효과를 얻게 되었고, 차츰 스테비아는 일본 전역에 알려지게 되었다.

혈액순환을 원활하게 하는 스테비오사이드

스테비오사이드는 혈액의 흐름을 좋게 하는 효과도 있음이 알려졌다. 즉 혈액의 점도(粘度)를 낮추어 혈액이 잘 흐르게 하는 작용이 있다는 것이다. 현대는 스트레스의 시대라고 한다. 누구나 스트레스를 받으면 자율신경 중의 교감신경이 긴장하여 스트레스 호르몬(케이트콜라민 catecholamine)을 방출한다. 케이트콜라민은 혈관을 수축시킴으로써 혈액 응고와 같은 부작용을 일을 킬 수 있다.

그래서 스테비아를 상용하면 이 호르몬의 분비가 억제되어 자율신경이 안정된다는 주장을 하고 있다. 스테비아에 다량 포함된 비타민 E(노화방지 비타민)는 혈관과 적혈구에 탄력을 주고, 말랑해진 적혈구는 좁은 모세혈관 속을 막히지 않고 잘 흐른다는 것이다. 이런 효과는 바로 혈전(血栓)을 예방해주는 것이다.

스테비아 농축액의 효능은 숙성과 발효에 의해 강화되는 것으로 보인다. 스테비아의 발효 방법은 제품회사에 따라 특허를 가지고 있기도 하다. 발효 과정을 거치면 분자량이 크던 고분자(高分子) 형태의 약효 성분이 저분자화 되어 항산화식품으로서의 약효를 더 높이는 것으로 알려져 있다.

이것은 한약의 경우 약탕기에서 장시간 다려야 효력이 더 좋은 약이 되는 원리이기도 하다. 약효 성분이 저분자화 되어야 하는 이유는, 저분자일 때 소화가 쉽고 세포에서의 흡수도 잘 이루어지기 때문이다. 만일 고분자 상태로 있다면 흡수되지 않고 체외로 배출될 가능성이 높아진다.

인간의 경우 침 속의 효소라든가 위액은 음식물의 소화를 돕는 작용을 한다. 인간은 불을 사용하기 시작하면서, 음식을 가열하는 방법으로 단백질이나 지방질, 전분을 저분자 상태로 만들어 먹기 때문에 흡수를 더 효과적으로 하게 되었다. 또한 음식물을 저분자화 하지 않고 먹으면, 인체는 이를 이물질로 판단하여 알레르기 반응을 일으킬 수 있다. 우유라든가 계란에도 사람에 따라 알레르기를 일으키는 물질이 있다.

예를 들면 우유는 송아지의 식량이므로 소의 몸은 우유를 소화하는 기구를 완전히 갖추고 있다. 그러나 사람의 경우 우유에는 개인에 따라 분해할 수 없는 성분도 포함되어 있다. 하지만 우유를 가열하거나 치즈, 요구르트로 만들어 저분자화 하면 알레르기를 일으키지 않게 된다. 계란도 마찬가지이다. 계란에는 인간이 쉽게 소화하지 못하는 단백질이 4종류 있다. 그러나 이들을 가열하면 저분자화 되어 소화가 가능해진다.

스테비아의 안전 문제 실험

일반인들은 스테비아 잎에서 추출한 성분을 '스테비오사이드' 또는 단순히 '스테비아'라 부른다. 이 책에서도 특별한 경우를 제외하고 이 두 용어를 혼용하고 있다. 스테비아에 포함된 감미 물질 중에 단맛이 가장 강한 것은 리보디오사이드 A(rebaudioside A, Rev A, Reviana로 불림)이다. 설탕보다 350-450배나 달다고 하는 이 성분을 상업적으로 대량 추출할 때는 말린 스테비아 잎을 물과 에틸알콜에 담가 우려낸 액을 화학적 방법으로 순수하게 정제한다. 이때 처리 방법에 따라 다른 종류의 스테비올 글리코사이드가 분리된다. 이들의 정제 방법은 제조사마다 특허를 가지고 있다. 가정에서 간단히 할 수 있는 방법은 뒤에(000쪽)에 설명한다.

스테비아를 남 먼저 건강식품으로 개발하여 활용해 온 일본에서는 40년 가까이 수백 만 명이 스테비아를 이용했으나 부작용이나 유해한 점이 발견되지 않았다. 이러한 결과는 스테비아 추출물이 인체에 안전하다는 것을 보증한다고 할 것이다.

〈열대우림식물의 치유력〉(The Healing Power of Rainforest Herbs, 2005)의 저자 테일러(Leslie Tayler)는 그의 책에서 다음과 같은 내용을 소개하고 있다. 브라질의 어떤 연구 그룹은 스테비오사이드의 안전성을 조사하기 위해 쥐, 토끼, 기니어피그, 새 등을 대상으로 유독성 여부를 실험했으나 전혀 문제점을 찾지 못했다. 마찬가지로 스테비아 잎 분말로도 같은 실험을 하고 안전하다는 결론을 내렸다.

1991년에 행한 브라질 과학자들의 연구에서는 스테비오사이드가 쥐의 혈압을 내려준다는 사실을 보고했다. 2000년에는 106명의 남녀 지원자를 대상으로 매일 3차례 1년 동안 스테비오사이드 캡슐(250mg)을 먹도록 하는 플라세보 실험(가짜 약 실험)이 실시되었다. 이때 3개월 후에 이르자 스테비오사이드를 복용하는 그룹의 혈압이 가짜 약을 먹는 그룹보다 확실히 내려가기 시작하여 1년 후에도 효과가 지속되고 있었다.

같은 해 덴마크에서 발표된 한 논문에서는 스테비오사이드가 베타 세포의 기능을 증진시켜 당뇨환자의 인슐린 분비를 자극한다는 사실을 보고했다. 1996년의 한 연구에서는, 뜨거운 물에서 추출한 스테비아 성분을 고혈압성 쥐에게 제공했을 때, 혈관을 확장시켜 혈압을 내리고, 신장의 기능을 증진시켜 나트륨 배출을 촉진한다고 했다.

또한 브라질의 다른 연구 팀은 뜨거운 물에서 추출한 스테비아 잎의 성분을 복용하고 6-8시간이 지나자 혈액 내의 포도당 함량이 35% 정도 감소되었다고 했다. 이 외에 1993년의 한 연구는 스테비아 추출액을 복용하면 여드름을 감소시키고, 발진(發疹)과 가려움을 완화시킨다고 했다.

국제보건기구(WHO)는 2006년에 각종 동물과 인체를 대상으로 스테비오사이드를 처방한 임상실험에서 부작용을 전혀 발견하지 않았으며, 오히려 고혈압과 진성당뇨병 환자에게 도움이 된다는 사실을 확인했다. 한편 유럽식품안전국(European Food Safety Authority)은 스테비오사이드를 감미료로 사용할 때, 섭취하기 적당한 양은 체중 1kg당 하루에 4mmg 정도라고 발표했다.

2010년에 발표된 국제학술지(Int J Food Sci Nutr 61과 Cardiovasc Hematol Agents Med Chem 8)에서는 스테비오사이드를 'bio-sweeterner'라 부르면서, 이 물질이 혈당치의 상승을 억제하고, 혈압을 강하시키며, 항염증, 항암 효과, 이뇨작용, 설사 억제, 면역력 강화 등의 효과가 있다고 보고했다. 이처럼 스테비아에 대한 연구 결과는 상당히 많이 보고되었지만 부작용에 대해서는 알려진 바가 없다.

미국의 FDA는 1991년까지만 해도 스테비아를 안전식품으로 인정하지 않았다. 그러나 유럽 여러 나라와 러시아 등이 식품첨가물로 인정하고, 세계보건기구(WHO)까지 부작용이 없다고 발표하자, FDA도 2008년에는 코카콜라와 펩시콜라 같은 음료식품회사들이 스테비아 감미료를 사용해도 반대하지 않게 되었다.

스테비아의 효력에 대한 가장 확실히 증명은 40년 가까이 건강식품으로 이용해온 일본에서 확인할 수 있다. 현재 건조시킨 스테비아 잎 또는 그 추출물은 미국의 건강식품상에서도 판매하고 있으며, 많은 당뇨환자와 체중조절을 원하는 사람들이 칼로리가 없는 천연의 감미료로서만 아니라 건강식품으로 이용하고 있다.

스테비아 종합 헬스 가이드

1. 스테비아가 인슐린 분비를 촉진하여 혈당치를 내린다든가, 혈압을 낮추어주고, 골다공증에 도움이 되며, 항산화물질을 증가시키고, 세균에 대한 항생력이 있어 독감에도 잘 걸리지 않게 한다는 언급은 스테비아를 취급하는 여러 웹사이트에서 찾아볼 수 있다.
2. 스테비아는 입안 세균의 증식을 막아 이빨을 보호해 주므로 치약에 넣거나, 입안을 행구는 액체에 첨가하면 충치를 예방하고 잇몸병을 막아준다.
3. 스테비아의 진한 액을 피부에 바르면 주름이 부드러워지고, 여드름을 완화시키며, 입술이나 입안에 염증이 생겨 아플 때 도움이 된다고 알려져 있다. 뿐만 아니라 지루성 피부염과 기타 피부염을 잘 낫

게 하고, 베거나 긁힌 상처를 빨리 아물게 하는 효과가 알려져 있다.

4. 스테비아를 넣은 비누를 사용하면 비듬이 생기지 않고, 머리카락이 빠지는 것을 방지하며, 머리카락의 건강과 광택이 좋도록 한다는 정보도 알려져 있다.
5. 스테비아를 복용하기 시작하면서부터 설탕과 기름진 음식에 대한 욕망이 훨씬 줄어드는 현상이 나타나기도 한다. 이럴 경우에는 다이어트에 더욱 도움이 된다.
6. 스테비아를 먹으면 위장을 편하게 하고, 소화가 잘 되며 장 기능이 좋아지므로, 이런 경우 건강 회복을 빠르게 한다.

스테비아의 부작용에 대해서 확실하게 보고된 정보는 아직 없으나, 다음과 같은 현상들이 약간 의심받고 있다.

1. 매우 드물게 나타나는 증상이지만, 스테비아를 먹은 뒤 알레르기 반응의 일환으로 침 삼키기 불편, 숨 헐떡임, 두드러기, 어지럼, 창백한 혈색, 위장 불쾌감, 식욕 부진, 설사 등. 이런 현상은 국화과식물(스테비아도 국화과 식물)에 알레르기가 있는 사람들에게서 볼 수 있다.
2. 스테비아 복용량은 어느 정도가 적당한가? 이 문제에 대한 답은 건강상태라든가 나이와 관계가 있을 것이다. 그러나 혹시라도 나쁜

영향이 있을지 몰라 임신부와 수유 중인 동안은 복용을 삼가하도록 권하고 있다.

3. 당뇨약을 복용하는 사람이 스테비아를 먹은 뒤에 저혈당이 된다면, 스테비아를 먹지 않아야 한다. 마찬가지로 혈압약을 먹고 있는 사람이 스테비아를 복용한 후 저혈압이 된다면, 이 경우에도 스테비아를 이용하지 않아야 한다.

제3장

천연감미료와 인공감미료

설탕은 인체에 해로운 물질 아니다! | 세계를 변화시킨 설탕의 역사 | 최고의 식품이 된 설탕 | 당분, 탄수화물이라는 물질 | 한국인의 설탕 소비량 | 음식물이 가진 열량의 단위 | 설탕은 다이어트에 불리한 식품 | 설탕은 과연 건강에 위험한가? | 설탕 이외의 천연 감미식품 | 벌꿀 | 용설란꿀 | 슈가 알콜의 대표 에리스리톨 | 추잉검의 단맛 자일리톨 | 과일즙은 과당 | 맥아당 | 코코넛 슈가 | 설탕을 대신하는 중요 인공감미제 | 글리세린(글리세롤) | 아스파테임 | 슈크랄로스(스플렌다) | 사카린 | 사이클라메이트(sodium cyclamate) | 티우마틴(taumatin) | 루그두남(lugduname) | 알리탐(alitame) | 네오탐(neotame) | 아세설페임 포타슘(acesulfame potassium)

설탕은 인체에 해로운 물질 아니다!

신문 방송에서는 설탕이 악의 식품인 것처럼 보도할 때가 흔히 있다. 과연 설탕은 인체에 해롭기만 한 물질인지 자세히 알 필요가 있다. 세상의 수많은 식품 중에 설탕처럼 인류에게 중요한 것은 없을 것이다. 주식(主食)이라 부르는 밥이나 빵도 너무 많이 먹으면 탈이 난다. 마찬가지로 설탕을 지나치게 섭취할 때 문제가 발생한다.

설탕을 넣지 않은 과자와 음료수 종류는 드물다. 설탕 없는 아이스크림이나 음료를 맛있다고 할 사람은 아무도 없을 것이다. 설탕가루가 마루에 흩어져 있으면 개미들이 달려드는 것을 볼 때, 그들도 설탕을 좋아하는 것을 알 수 있다.

인간의 입에 설탕만큼 황홀한 맛을 주는 식품은 없을 것이다. 심하게 운동을 하여 에너지가 바닥났을 때, 피로한 근육에게 가장 빨리 에너지를 공급할 수 있는 음식은 바로 설탕이다.

설탕물에 발효 미생물을 배양하면 쉽게 술이 된다. 이런 설탕이 건강을 해치는 식품으로 취급받는 이유는 현대에 와서 영양과다로 과체중이 된 사람과 당뇨 환자, 그리고 일부 심혈관 환자의 경우, 그들의 건강 유지에 불리하기 때문이다.

세계를 변화시킨 설탕의 역사

설탕의 원료가 되는 달콤한 수액을 만드는 사탕수수의 원산지는 인도와 열대 동남아시아인데, 이 지역에는 분류학적으로 몇 종류의 사탕수수가 자생하고 있다. 설탕은 자연적으로 존재하는 것이 아니고 인간이 만들어낸 걸작의 식품이다.

인도에서는 기원전 6-4세기에 사탕수수 대를 씹으면 달콤한 즙이 나오는 것을 알고, 사탕수수를 '꿀벌 없이 꿀을 만드는 식물'이라고 불렀다. 그러나 당시의 인도 사람들은 사탕수수 즙보다 오히려 천연의 꿀을 더 쉽게 구할 수 있었으므로 설탕을 애써 만들지 않았다.

약 1500년 전에 중동의 사막을 건너다니던 대상(隊商)들에 의해 인도의 설탕이 그리스에 처음 소개되었고, 이후 차츰 지중해 주변의 여러 나라와 북아프리카에 알려졌다. 설탕이 이처럼 늦게 유럽으로 건너간 이유는 사탕수수 즙을 건조시켜 변질되지 않은 분말 상태로 제조하는 방법을 몰랐기 때문이었다. 그러므로 유럽에 소개된 당시의 설탕은 값이 대단히 비쌌기 때문에 왕이나 거부의 귀족이 아니면 맛볼 수 없었다.

설탕 맛에 취한 그들은 설탕을 직접 생산하려고 사탕수수 씨를 구해 유럽 땅에 심었으나 추운 기후 때문에 제대로 키울 수가 없었다. 그러므로 설탕은 대상들이 거금을 벌 수 있는 가장 중요한 교역 상품의 하나가 되었으며, 차츰 뱃길과 여러 경로를 따라 유럽으로 대규모로 운반되기에 이르렀다. 이 시기에 도적이나 해적들은 설탕 운반선과 설탕을 휴대한 대상(隊商)들을 최고의 탈취 목표로 노리기도 했다. 사탕수수가 중국에 전래된 시기는 당나라 태종 때(AD 626-649)였다고 한다.

오늘의 인류는 설탕을 싼값으로 무제한 구할 수 있다. 그러나 18세기까지만 해도 설탕은 금가루보다 비싼 값을 치러야 먹을 수 있는 초고급 음식이었다. 설탕을 한 번 맛본 사람들은 그 감미를 잊지 못해 어떻게 해서라도 설탕을 구하려고 애썼다. 산업혁명이 일어나고 강국들의 식민지 개척시대가 오자, 유럽 국가들은 설탕과 목면(솜)을 최고의 무역상품으로 삼게 되었다. 이때부터 설탕의 생산과 교역은 인류의 역사까지 요동치게 했다.

신대륙을 발견한 콜럼버스는 제2차 항해 때 사탕수수 씨를 식민지가 된 중앙아메리카로 가져가 아이티 섬에 처음 재배하도록 했다. 식민지 개척 경쟁을 벌이던 유럽 강국들은 설탕이 고가로 거래되자, 그들의 식민지인 남아메리카와 태평양의 여러 섬에 대규모로 사탕수수 농장을 개설하게 되었다. 통치자들은 농장의 원주민들을 열악한 노동조건 아래서 노예로 부렸다.

당시 원주민들은 유럽인이 전한 전염병에 걸려 수없이 죽기도 했다. 전염병으로 원주민 수가 감소하여 노동력이 부족해지자 지배자들은 아프리카에서 노예를 수백만 명 데려와 사탕수수 농장에서 강제노동하게 했다. 이 시기에 중국과 아시아에서도 많은 사람들이 사탕수수 농장으로 갔다. 하나의 예로 당시의 영국은 오스트레일리아에서 시작한 사탕수수 농장을 경작하기 위해 1863년부터 1900년까지에만 열대 아시아의 여러 나라에서 약 60,000명을 데려갔다고 한다.

최고의 식품이 된 설탕

유럽 사람들은 설탕을 넣어 단맛이 나도록 만든 빵에 맛들이면서 설탕은 없어서는 안 될 식품으로 되었다. 영국과 프랑스 사이에 나폴레옹 전쟁(1803-1815)이 일어나 유럽에 설탕이 수입되기 어렵게 되자, 추운 곳에서도 자라는 사탕무(sugarbeet)를 재배하여 설탕을 생산하기도 했다. 그러나 사탕무로부터 얻을 수 있는 설탕은 경제적이지 못했다.

사탕수수의 즙은 처음에는 인력과 가축의 힘으로 짜야 하고, 거대한 솥에 즙을 넣고 화목(火木)을 태워 끓이는 방법으로 설탕을 제조해야 했으므로 생산량이 많지 못했다. 그러나 산업혁명으로 증기기관과 기계의 힘을 이용하게 되고, 석유라는 연료를 사용하게 되자 차츰 대량생산이 가능해졌다.

남아메리카 대륙에서 생산한 설탕을 싣고 유럽에 가서 팔아 돈을 번 상인들은 유럽의 상품을 배에 가득 싣고 아프리카로 가서 노예와 바꾸었으며, 노예들은 남아메리카만 아니라 미국과 캐나다에도 데려가 팔았다. 그들은 이런 삼각무역으로 큰 부를 쌓을 수 있었다. 또한 사탕수수 사업의 이권 때문에 강국들 사이에는 전쟁이 수시로 벌어지기도 했다.

▶ 2012년의 각국 설탕 생산량 비교

브라질	: 35,750.000 톤
인도	: 26,300.000 톤
유럽연합	: 16,740.000 톤
중국	: 11,840.000 톤
타일랜드	: 10,170.000 톤
미국	: 7,153.000 톤
멕시코	: 5,650,000 톤
러시아	: 4,800,000 톤
파키스탄	: 4,220,000 톤

오스트레일리아	: 4,150,000 톤
기타 나라	: 39,474,000 톤
총량	: 168.247,000 톤

▶ **2012년의 각국 설탕 소비량 비교**

인도	: 20.500,000 톤
유럽연합	: 17,800,000 톤
중국	: 14,900,000 톤
브라질	: 11,700,000 톤
미국	: 10,364,000 톤
기타	: 81,750,000 톤
총계	: 163,014,000 톤

사람들은 사탕수수 즙(또는 사탕수수 액을 졸인 당밀)을 발효시키면 에틸 알콜(술)로 변한다는 것을 알게 되었다. 설탕 값이 싸짐에 따라 그 수요는 더욱 증가했고, 사람들은 온갖 음식과 과자와 음료에 설탕을 넣어 황홀한 맛을 즐기게 되었다. 세계식량기구가 2010년에 발표한 통계에 의하면, 사탕수수는 현재 90개 나라가 재배하고 있다. 그 중에 사탕수수 최대 재배국은 브라질, 인도, 중국, 타일랜드, 파키스탄, 멕시코 순이고, 연간

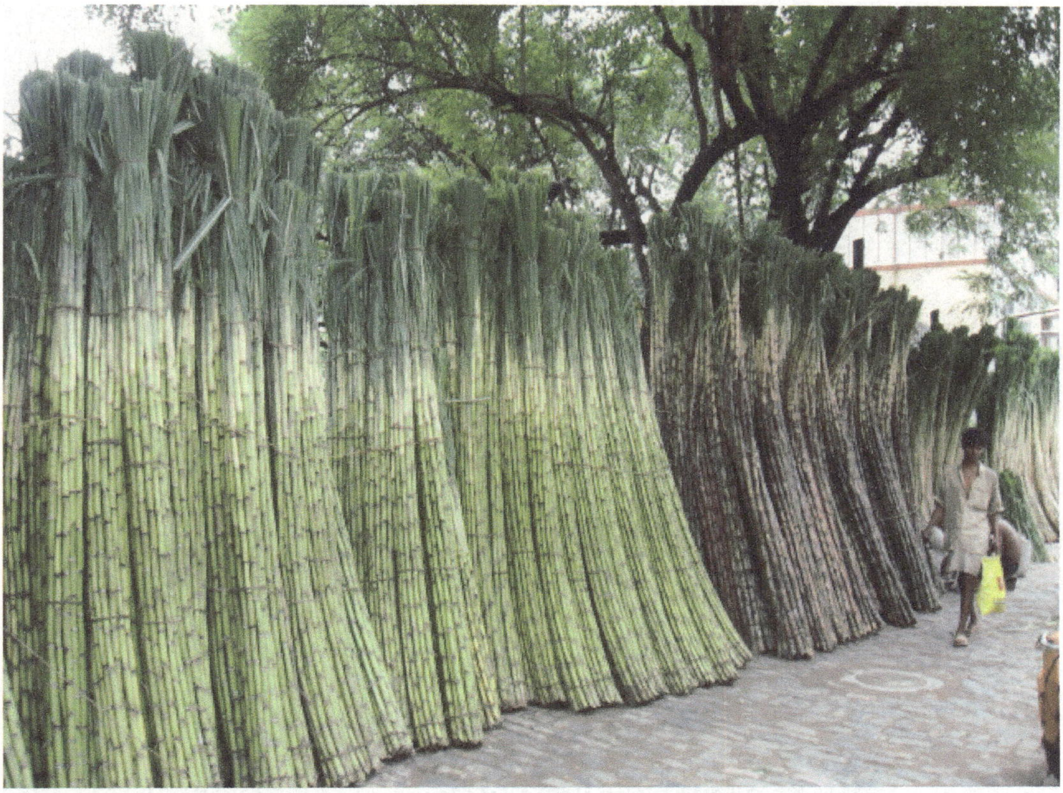

Sugarcane 수확하여 가공을 기다리는 사탕수수.

총 생산량은 약 17억톤이라고 했다.

2011년의 세계 설탕 생산량은 1억 6,800만톤이었다. 그리고 1년간 1인당 설탕 소비량은 평균 24kg이었으며, 산업화된 국가는 평균 33.1kg이었다. 이 정도의 소비량이라면 각 사람은 매일 설탕으로부터 260kcal의 에너지를 얻고 있는 셈이다.

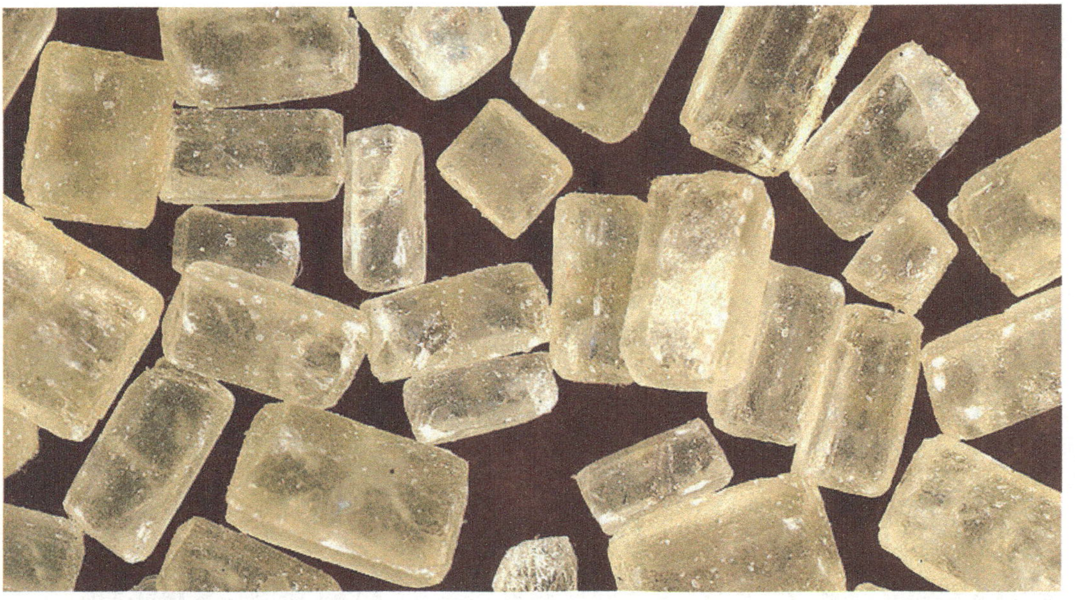

흙설탕 입자 사탕수수 즙을 농축하여 걸쭉한 상태가 된 것은 '시럽'이라 하고, 완전히 건조된 것을 당밀(糖蜜 molasses)이라 한다.

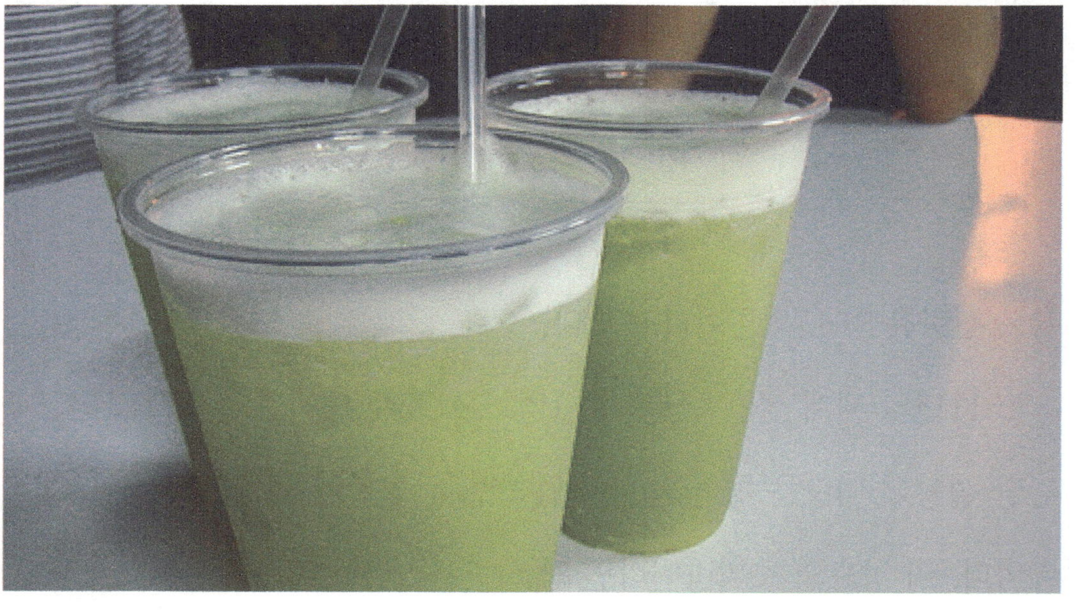

주스 사탕수수의 대를 압착하여 추출한 주스는 연두색을 띤다.

정제된 백설탕 100g에는 순수 설탕 성분이 99.91% 포함되어 있으며, 여기에서는 387kcal의 에너지가 나올 수 있다. 설탕에는 단백질이나 지방질 성분은 전혀 없고, 비타민 B2는 미량(0.019g) 포함되어 있다.

반면에 흑설탕 100g에는 설탕 성분이 96.21g 포함되어 있으며, 이로부터 377kcal의 열량이 나올 수 있다. 흑설탕에는 비타민 B1, B2, B3, B6이 미량 포함되어 있고, 그 외에 칼슘, 철, 마그네슘, 칼륨, 나트륨, 아연 등의 무기영양분이 미량 함유되어 있다.

사탕수수의 대 속에는 유난히 많은 양의 설탕 성분이 축적되어 있다. 사탕수수의 키는 일반적으로 3-5m이고 줄기 직경은 약 5cm이다. 완전히 성숙했을 때 사탕수수 대의 성분은 섬유질이 11-16%, 설탕 성분이 12-16%, 수분이 63-73%이다. 오늘날 재배되는 사탕수수는 인도 원산(Saccharum barberi)이 아니고, 약 70%는 뉴기니어가 원산인 종(Saccharum officinarum)이다.

당분, 탄수화물이라는 물질

설탕은 영양학에서 탄수화물이라 부르는 영양물질의 하나이다. 우리말에서 '설탕'이라 하면 사탕수수 줄기(대)에 포함된 즙을 건조시켜 입자 상태로 제조한 것(백설탕이나 흑설탕 등)을 말한다. 영어의 'sugar'는 설탕만 아니라 단맛을 가진 모든 탄수화물, 이를테면 포도당, 과당, 갈락토스 등 모두를 칭한다. 우리말 설탕에 해당하는 엄밀한 영어는 'sucrose'이다. 그런데 슈크로스를 우리말로는 '자당'(蔗糖)이라 하며, 일반적으로 잘 쓰이지 않는다. 영양학에서 '당분'이라고 하는 것은 영어의 sugar와 같다.

당분은 분자구조에 따라 1개 분자로 이루어진 단당, 2개 분자로 구성된 복당, 그리고 다수 개의 분자인 올리고당으로 나누기도 한다.

단당(monosaccharide) - 포도당(덱스트로스), 과당, 갈락토스
복당(disaccharide) - 자당(sucrose), 말토스, 락토스
올리고당(oligosaccharide)

이러한 당분들은 분자에 따라 단맛의 정도가 다르고, 그들이 가진 칼로리에도 조금씩 차이가 있다. 원래 당분은 거의 모든 식물체에 함유되어 있지만, 사탕수수와 사탕무 두 종류의 식물 세포에 유난히 많이 포함되어 있다. 오늘날 설탕은 사탕수수로부터 주로 생산한다. 사탕수수의 영어 'sugarcane'의 'cane'은 막대기, 지팡이, 줄기 등을 의미한다.

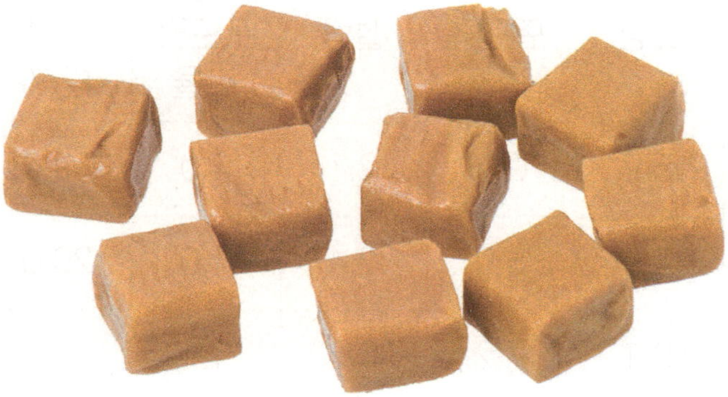

캐러멜 설탕을 섭씨 170도 이상 가열하면 특유의 냄새를 풍기면서 갈색으로 변한다. 이렇게 변한 것을 캐러멜이라 하며, 이 방법으로 많은 종류의 사탕과자를 만든다.

사탕수수는 옥수수, 벼, 보리와 한 가족인 벼과에 속하는 다년생 식물로서, 키는 2-6m에 이른다. 사탕수수의 원산지는 열대 남아시아 지방이지만, 그 동안 종자개량이 되어 지금은 품종이 다양하다. 설탕은 식품첨가물 외에 다른 중요한 용도가 있다.

1. 발효시키면 에틸알콜이 된다. 브라질에서는 사탕수수를 발효시켜 생산한 에틸알콜을 가솔린 대용으로 22% 정도 사용하고 있다
2. 진한 설탕액 속에 저장한 식품(예: 잼)은 부패하지 않는다.
3. 가열하면 갈색의 캐러멜(caramel)이 된다.

다음은 중요 과일과 채소에 포함된 당분의 비교표이다.(g/100g)

식품별	소화가능 탄수화물 총량	당분 총량	과당	포도당	설탕	과당/포도당 비율	당분 중의 설탕분 %
사과	13.8	10.4	5.9	2.4	2.1	2.0	19.9
바나나	22.8	12.2	4.9	5.0	2.4	1.0	20.0
포도	18.1	15.5	8.1	7.2	0.2	1.1	1
오렌지	12.5	8.5	2.25	2.0	4.3	1.1	50.5
복숭아	9.5	8.4	1.5	2.0	4.8	0.9	56.7
배	15.5	9.8	6.2	2.8	0.8	2.1	8.0
파인애플	13.1	9.9	3.1	5.1	1.6	0.66	16.2
빨간무	9.6	6.8	0.1	0.1	6.5	1.0	96.2
당근	9.6	4.7	0.6	0.6	3.6	1.0	77
옥수수	19.0	6.2	1.9	3.4	0.9	0.61	15.0
고추	6.0	4.2	2.3	1.9	0.0	1.2	0.0
양파	7.6	5.0	2.0	2.3	0.7	0.9	14.3
고구마	20.1	4.2	0.7	1.0	2.5	0.9	60.3
사탕수수		13-18	0.2-1.0	0.2-1.0	11-16	1.0	고농도
사탕무		17=18	0.1-0.5	0.1-0.5	16-17	1.0	고농도

출처 - 위키페디아(이 수치는 상황에 따라 다소 변할 수 있음)

한국인의 설탕 소비량

우리나라에서는 옛날부터(고려시대 이전으로 추정) 탄수화물을 발효시켜 맥아당이 주성분인 감주와 엿, 조청과 같은 음식을 개발해 식용했기 때문에 1920년대에 설탕이 처음 도입되었을 때 서양처럼 설탕에 대한 충격이 크지 않았다. 한국인들이 설탕을 쉽게 먹을 수 있게 된 때는 6.25 전쟁 뒤 1953년 제일제당이 설탕을 생산하기 시작한 때부터이다.

국제설탕협회의 발표에 의하면 2005년 한국인의 1인당 연간 설탕 소비량은 20kg이었다. 같은 해 싱가포르는 73.4kg, 브라질은 59.2kg, 태국 35.0kg, 미국 30.3kg, 일본 18.8kg을 소비했다. 2009년에는 한국의 설탕 소비량이 약 26kg으로 증가한 것으로 알려져 있다. 같은 해 쌀의 1인당 소비량은 74kg이었다고 한다.

2012년의 세계 연간 설탕 소비량은 약 1억6천300만톤이고, 1인당 세계 평균은 21kg이다. 역사적으로 설탕을 제일 먼저 먹기 시작한 인도의 연간 소비량은 2천50만톤으로 세계 1위 소비국이기도 하다.

음식물이 가진 열량의 단위

1칼로리(cal)란 1g의 물 온도를 섭씨 1도 높이는데 필요한 열량을 말한다. 일상생활에서 음식물이 가진 열량의 단위로 사용하는 '칼로리'는 Cal, kcal(킬로 칼로리)라는 기호로 나타내고 있으며, 일반적으로 칼로리라 말하지만 그것은 1cal의 1,000배인 킬로칼로리를 나타낸다.

단백질과 탄수화물의 열량은 1g당 4kcal이고(설탕도 탄수화물이므로 열량은 1g당 4kcal이다), 지방은 9kcal, 알콜은 7kcal의 열량을 가지고 있다. 인체의 지방조직 1kg에는 순수한 지방질이 870g 포함되어 있어, 이 체중을 감량하려면 약 7900kcal를 소모해야 한다. 운동을 하면 탄수화물과 단백질도 소비되므로, 실제로는 훨씬 더 많이 운동해야 그만큼 감량할 수 있게 된다.

참고로 중요 음식물에 따른 kcal 양은 다음과 같다.

밥 1공기(200g) : 313kcal

라면 1인분 : 540kcal

컵라면(65g) : 327kcal

갈비탕(1인분) : 330kcal

짜장면(1인분) : 670kcal

고구마(100g) : 131kcal

감자(100g) : 82kcal

감자튀김(1봉 68g) : 220kcal

찐 옥수수(100g) : 123kcal
두부(100g) : 76kcal
순두부찌개 : 200kcal
고등어 통조림(50g) : 100kca
피자(100g) : 250kcal
핫도그(100g) : 280kcal
달걀(대 50g) : 75kcal
벌꿀(10g) : 30kcal
마가린 1숟가락(대) : 103kcal
막걸리(200ml) : 100kcal
맥주(200ml) : 74kcal
콜라(250ml) : 97kcal
귤 1개 : 38kcal
사과(큰 것 200g) : 100kcal
토마토(100g) : 22kcal
곶감 1개(32g 기준) : 76kcal

밤(100g) : 129kcal
참치(100g) : 132kcal
소갈비(100g) : 330kcal
돼지고기(100g) : 125kcal
소고기(100g) : 125kcal
아이스크림(100g) : 220kcal
초콜릿(100g) : 549kcal
우유(200ml) : 125kcal
양배추(100g) : 31kcal
커피믹스(100g) : 66kcal
수박(100g) : 31kcal
파인애플(100g) : 58kcal
포도(100g) : 68kcal
포도즙(1팩) : 80kcal
사탕(20g) : 75kcal

설탕은 다이어트에 불리한 식품

사람들은 다이어트에는 지방질 식품을 피해야 하는 것으로 알고 있다. 그런데 실제는 지방질보다 설탕과 탄수화물을 더 적게 먹어야 한다고 주장하는 식품전문가들이 많다. 세계보건기구(WHO)는 성인의 설탕 하루 섭취량의 제한선에 대해 2002년 발표 때, 전체 칼로리의 10% 이상을 설탕으로부터 얻지 않아야 한다고 말했다. 그러나 2014년 3월 5일에는 더 줄여 설탕 섭취 비율을 5% 이내로 해야 한다면서 권장량을 절반으로 발표했다.

작은 코카콜라 한 병(330ml)에 포함된 설탕의 열량은 139kcal인데, 이것은 차 숟가락으로 설탕 9스푼 분량이다. WHO는 하루에 섭취해도 좋은 설탕 5%는 6스푼에 해당하므로, 건강을 위해서는 이보다 더 줄일 것을 권한다고 했다.

미국인들의 1인당 연간 설탕 소비량은 27-46kg으로 추정되고 있다. 한편 미국인 한 사람이 1년 동안 소비하는 인공감미료의 양은 61.9kg인데, 이것은 설탕 29.65kg 분량에 해당하는 양이다.

흑설탕 1컵 = 48티스푼 = 195g = 780kcal

입자 백설탕 1컵 = 48티스푼 = 200g = 800kcal

가루 백설탕 1컵 = 48티스푼 = 120g = 480kcal

설탕은 과연 건강에 위험?

인간에게 어떤 음식보다 달콤하고 영양가 높으며, 음식의 맛까지 몇 갑절 높여주는 설탕이지만, 설탕이 중요 성인병의 요인이 되고, 치유를 방해한다는 보도가 나온다. 그러나 이러한 주장은 명확하지 못한 면이 있다. 예를 들자면, 설탕은 분자 구조가 간단하기 때문에 혈관 속으로 들어가면 어떤 음식보다 빨리 혈당치를 높인다고 대부분의 사람들이 알고 있다.

그러나 밀가루로 만든 빵을 먹어도 순수한 포도당과 마찬가지 변화를 나타낸다고 보고되고 있다. 그래서 2008년 1월 미국의 〈컨슈머 리포트〉는 WHO와 FAO의 발표를 토대로 설탕에 대한 언론의 비판이 지나치다고 발표하기도 했다(11).

설탕이 당뇨에 미치는 정확한 영향은 계속 논란되고 있지만, 설탕을 과잉 섭취하면 넘치는 칼로리가 비만을 초래하게 되고, 그 결과 대사작용과 심혈관의 기능에 장애를 나타내게 되는 것은 피할 수 없다.(12, 13).

이 외에 알츠하이머(치매)병을 초래하는 요소의 하나로 설탕이 의심된다는 이론도 있다. 예를 들자면 붉은 육류의 과잉 섭취, 지방질이 많은 음식, 정제(精製)된 곡물, 설탕이 포함된 음료 등이 치매 원인의 하나로 지목된다는 것이다. 그러나 이런 연구는 동물실험을 통한 결과였을 따름이라 인체에 대해서는 같지 않을 수 있다.

설탕은 충치의 원인으로 잘 지목된다. 그러나 충치를 일으키는 요인은 설탕만이 아니라, 음식을 먹은 후 입안에 남는 유기물 성분은 거의 모두가 원인으로 작용한다.

의학자들은 설탕 섭취량이 전체 칼로리의 10%를 넘지 않기를 권장하고 있다. 또 어린이가 설탕을 많이 먹으면 발달장애의 하나인 '과다행동'을 하게 될 염려가 있다는 소문도 있었으나, 이것 역시 사실로 보기 어렵다고 발표되었다(14). 흥미롭게도 최근에 발표된 한 연구에서는(15, 16), 상처가 났을 때 설탕을 뿌려두면 항생제를 바른 것보다 치료효과가 좋다는 보도가 있었다.

일반적으로 과체중인 사람들은 설탕을 좋아하는 경향이 있다. 그런 사람이 원하는대로 설탕을 많이 먹는다면 체중이 더욱 증가하는 원인이 될 것이고, 그에 따라 여러 가지 성인병이 발생할 위험이 높아진다. 그러므로 과체중을 염려하는 사람들은 설탕 대신 천연 감미를 적극 애용하도록 노력해야 할 것이다. 스테비아의 감미가 설탕과 똑같지 않아 처음에는 그 맛에 만족하지 못하더라도, 몇 차례 마셔보면 익숙해지므로 스스로의 노력이 필요하다.

설탕 이외의 천연 감미식품

과일이나 식물체의 수액에 포함된 단맛을 내는 천연의 감미 성분(sugar)에는 포도당(葡萄糖 glucose), 과당(果糖 fructose), 유당(乳糖 lactose), 엿당(maltose) 등이 있다. 사탕수수의 수액을 정제한 설탕(雪糖 sucrose)은 포도당 50%와 과당 50%로 구성되어 있다. 이 3가지 당분은 소화기관에서 전적으로 흡수되어 에너지로 변한다. 설탕 대신 사용되는 천연 감미료 몇 가지에 대해 소개한다.

벌꿀

꿀은 가장 역사가 오랜 천연의 감미물질로서 꿀 100g에는 약 304kcal의 에너지가 담겨 있다. 꿀은 단맛과 함께 독특한 향기가 있으며, 산염기 농도(Ph)가 3.2-4.5인 산성물질이기 때문에 여러 가지 세균의 증식을 억제하는 항균성이 있다.

인류는 적어도 8,000년 이전부터 벌꿀을 식용했으며, 드디어는 꿀벌을 인위적으로 가축처럼 키우게 되었다. 백설탕(탄수화물) 100g은 약 400kcal의 열량을 가졌는데 꿀은 330kcal인 이유는 꿀 속에 많은 양의 꽃가루가 섞여 있기 때문이다.

벌이 꽃의 꿀샘에서 채취한 꿀은 수분이 많고 몇 가지 당분(탄수화물)이

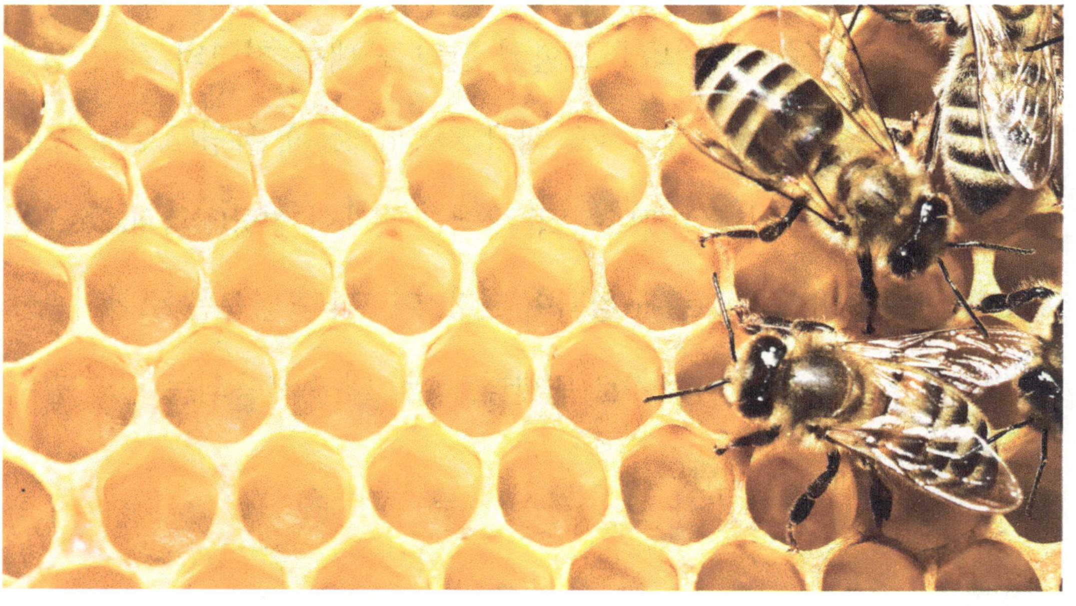

벌꿀 벌꿀은 벌집에 저장되기까지 수분이 증발되어 당분의 농도가 진하므로 세균이 증식하지 못한다. 벌꿀에는 꽃가루와 여러 가지 비타민 등이 포함되어 있어 건강식품으로 중요하다.

포함되어 있다. 벌집으로 돌아와 벌은 꿀을 반복하여 여러 차례 토해내는데, 이 과정에 꿀 속의 수분이 증발되고, 벌이 분비하는 효소(invertase)가 혼입되어 소화되기 쉬운 포도당과 과당으로 변화된다. 이렇게 탈수된 꿀은 농도가 진하므로 미생물이 증식하지 못한다.

일반적으로 벌꿀의 성분은 과당 38.2%, 포도당 31.3%, 말토스 7.1%, 설탕 1.3%, 수분 17.2% 등이다. 인체에 들어간 꿀은 설탕과 거의 같은 효과를 나타낸다. 꿀에는 건강에 도움이 되는 여러 가지 비타민과 효소, 무기 영양소가 포함되어 있어 사람들은 건강식품으로 귀중하게 여긴다.

용설란꿀

멕시코에서는 몇 가지 종류의 용설란 수액으로부터 용설란꿀(agave nectar)을 생산하고 있는데, 이것의 주성분은 꿀과 마찬가지로 포도당과 과당이다. 혈당에 미치는 영향이 설탕보다 적기 때문에 설탕 대용으로 이용되기도 하지만 차이가 크지 않다. 용설란꿀은 과당을 약 70% 포도당을 약 30% 함유하고 있다.

슈가알콜의 대표 에리스리톨

천연감미료 중 잘 알려진 것에 에리스리톨(erythritol), 자일리톨(xylitol), 말티톨(maltitol), 소르비톨(sorbito), 락티톨(lactito) 등이 있다. 이들을 통칭하여 '슈가 알콜'(sugar alchol)이라 하는데, 이들은 과일이나 채소, 수액, 발효식품 등에 소량 포함되어 있다. 이 중에 에리스리톨과 자이리톨은 대표적 슈가 알콜이다.

에리스리톨은 1848년에 영국의 화학자 스텐하우스(John Stenhouse)가 처음 발견했다. 에리스리톨의 단맛은 설탕의 60-70%이고, 칼로리가 없으며, 체내에 흡수되더라도 혈당(血糖)에 영향을 주지 않고 소변으로 배설된다. 에리스리톨은 충치에도 안전한데, 그 이유는 충치의 원인이 되는 세균이 에리스리톨(및 자일리톨)을 그들의 증식에 필요한 영양분으로 이용하지 못하기 때문이다. 에리스테롤을 공업적으로 대량생산할 때는 포도당을 특수 이스트(Moniliella pollinis)로 발효시켜 만든다.

추잉검의 단맛 자일리톨

추잉검 중에는 '자일리톨'(xylitol)이라는〈(CHOH)3(CH2OH)2〉 상품명으로 판매하는 것이 있다. 원래 자일리톨이란 설탕처럼 달지만 칼로리가 설탕의 40%에 불과한 슈가알콜에 속하는 천연감미료의 하나이다. 과일이나 식물의 수액에 포함된 자일리톨은 그 양이 적으므로 공업적으로 대량생산할 때는 설탕을 가수분해하여 만든다.

19세기에 자작나무 종류에서 처음 발견된 자일리톨은 혈당에 영향을 거의 주지 않는 천연감미료라는 사실을 알게 되면서 추잉검에 넣어 감미를 내도록 하고 있다. 자일리톨의 단맛은 삼키고 나면 뒷맛이 빨리 없어지기 때문에 입안이 개운하다. 또한 세균이 섭취하지 않는 성분이므로 치아 건강에 도움이 된다고 선전하는 추잉검에 첨가하고 있다.

과일즙은 과당

포도, 수박, 배 등 과일의 단맛은 대부분 과당의 맛이다.

맥아당(dextrose)

식물의 씨앗이 싹트게 되면 씨젖(배유)의 전분을 분해하는 효소(diastase)가 대량 생겨난다. 보리가 싹틀 때 나오는 효소(맥아麥芽에서 추출한 엿기름)로 쌀밥(전분)을 발효시키면 '엿당' 또는 '맥아당'이라 부르는 당으로 분해된다. 이 엿당(맥아당)은 포도당 분자 2개가 결합하고 있다. 우리 조상은 이렇게 만든 엿기름으로 달콤한 감주(甘酒), 조청, 엿을 만들었다.

코코넛 슈가(coconut palm sugar, coconut sugar)

설탕과 옥수수 시럽(과당이 주성분)이 혈당치를 급히 높인다는 사실이 알려지면서 다이어트를 해야 하거나, 당뇨를 염려하는 사람은 대용 감미료로 코코넛야자 슈가(코코넛 슈가)를 몇 해 전부터 이용하기도 한다. 코코넛 슈가는 '코코넛 야자나무'의 꽃에서 채취한 수액을 건조시켜 황갈색

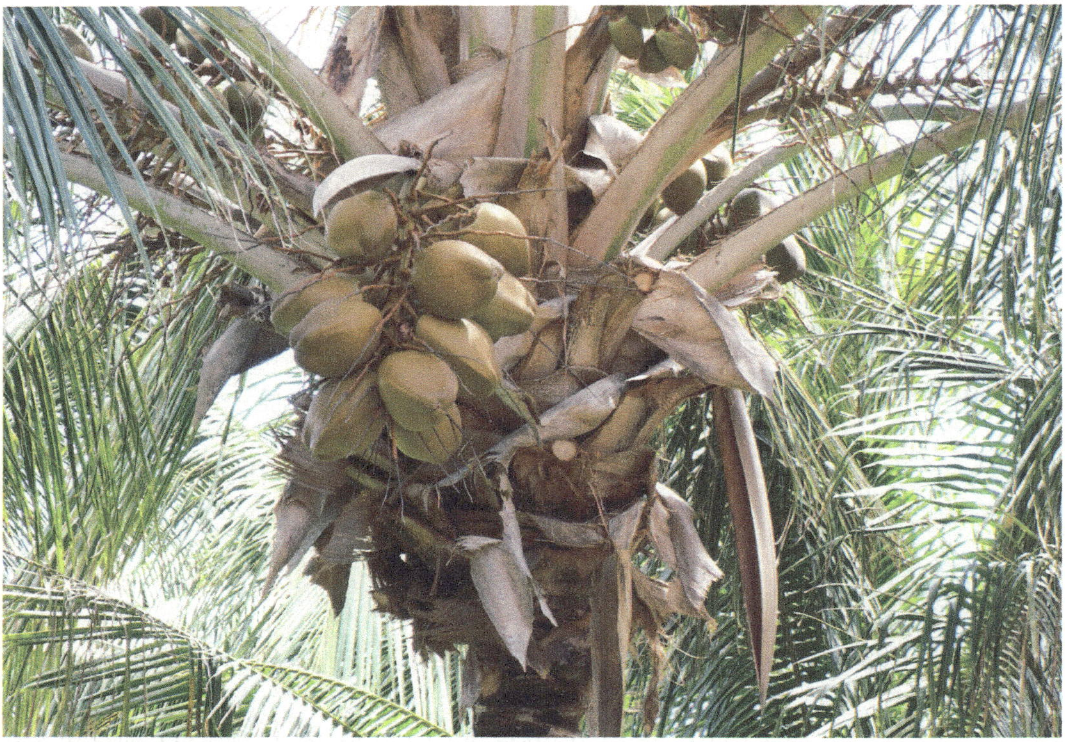

코코넛팜 야자나무에는 종류가 많으며 코코넛 슈가는 사진의 코코넛야자나무의 꽃에서 수액을 채취하여 만든다.

의 결정(結晶) 입자 상태로 생산한 것이다. 야자나무에는 종류가 매우 많으며, 코코넛야자에서 추출한 슈가는 다른 야자나무 종류에서 추출한 슈가(palm sugar)와는 성분이 다르다.

코코넛 슈가는 포도당과 비슷한 영양가를 가졌고, 무기영양소와 항산화물질을 함유하고 있다. 그러나 코코넛 슈가는 섭취하더라도 혈액 속의 혈당치를 증가시키는 속도(glycemic index, GI)가 훨씬 느리다. 포도당의

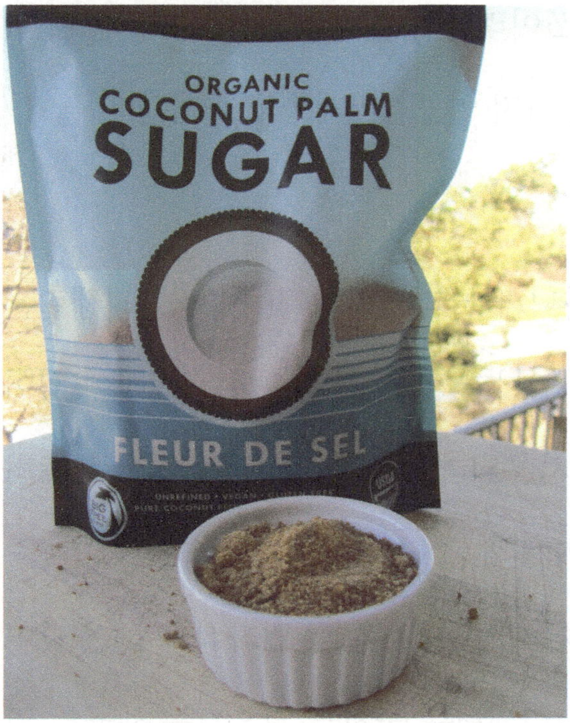

코코넛 슈가 슈코넛 슈가 상품 중에는 성분이 100% 코코넛 슈가가 아닌 것도 있으므로 구입할 때 설명서를 확인할 필요가 있다.

GI를 100으로 할 때 코코넛 슈가의 GI는 35-60이다. 그 이유는 코코넛 슈가에 함유된 이눌린(inulin)이라 부르는 독특한 섬유소가 포도당과 결합하여 혈액으로 빨리 녹아 나오지 않는 탓으로 알려져 있다.

설탕을 대신하는 중요 인공감미제

세상에는 혀의 미각을 달콤하게 느끼도록 하는 물질(인공감미제)이 몇 가지 알려져 있다. 인공감미제로 쓰이려면 무엇보다 인체에 부작용이 없어야 한다. 현재 이용되고 있는 몇 가지 인공감미제들을 소개한다.

글리세린(글리세롤)

치약의 달콤한 맛은 설탕이 아니라 글리세린의 맛이다. 글리세린은 원래 단맛을 가진 물질(sugar alcohol)이며, 습기를 흡수하는 성질이 있어 피부 화장품과 치약 제조에 대량 사용된다. 치약이 잘 굳지 않고 부드러운 것은 글리세린의 흡수성 때문이다.

글리세린은 물에 잘 녹기 때문에 이빨을 닦은 후 입가심을 하면 맛이 남지 않고 잘 씻겨나간다. 또한 글리세린은 충치를 일으키는 세균의 영양분이 되지 않으므로 충치에도 안전하고, 인체에 별 다른 영향이 없다. 그래서 기침약인 코프시럽에 첨가하기도 한다.

글리세린을 만들 때는 일반적으로 지방질에 수산화나트륨을 반응시킨다. 이때 글리세린과 함께 비누가 생겨난다. 세계적으로 1년에 생산되는 글리세린의 양은 수백만 톤이다. 글리세린은 설탕의 약 60% 정도의 단맛을 가지며, 설탕보다 조금 더 많은 칼로리도 가졌다. 글리세린은 인체 내에서 설탕과는 다른 물질대사(物質代謝)를 하여 혈당치를 빨리 높게 하는 당지수(糖指數 GI)가 낮기 때문에 인공감미제로 이용되기도 한다.

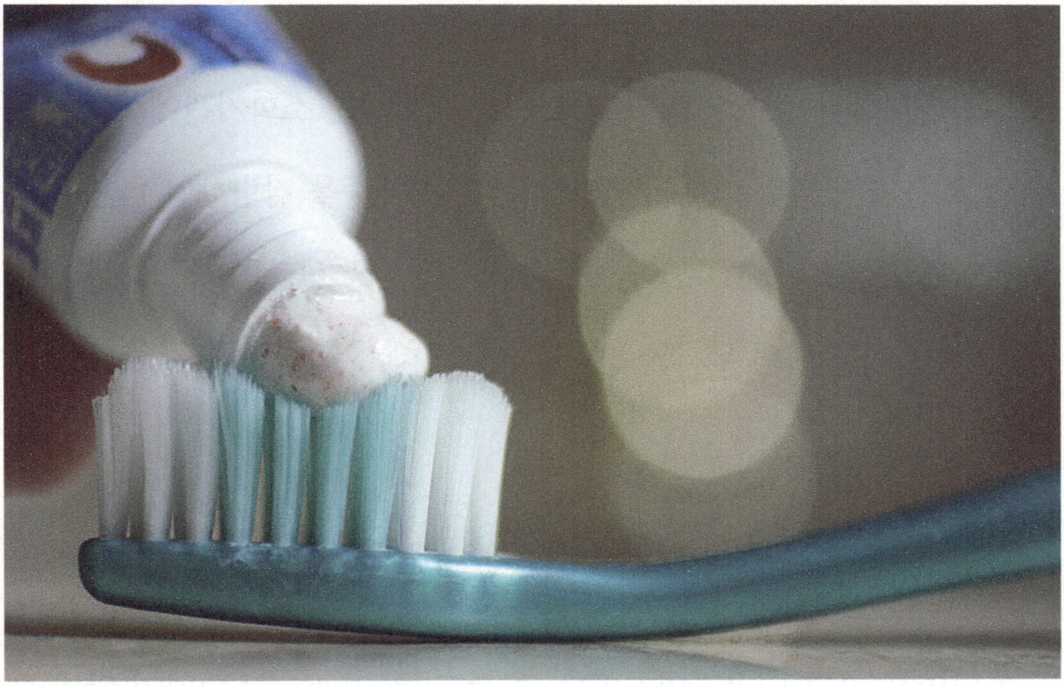

치약 치약의 단맛은 글리세린이다. 글리세롤이라고도 불리는 이 물질이 포함된 물은 섭씨 영하 30도 가까운 저온에서도 잘 얼지 않기 때문에 자동차의 냉각수로 이용되기도 한다.

아스파테임

설탕을 대신하여 음식이나 음료에 넣는 대표적인 인공감미제의 하나가 아스파테임(aspartame)이다. 이 물질은 1965년에 처음 합성된 이후 인공감미제로 사용되기 시작했는데, 한 동안 인체에 대한 해독이 의심되어 논쟁이 되어 왔다. 그러나 1981년에 인체에 별다른 문제가 없다고 FDA가 인정하게 되면서 이용량이 늘어났다.

아스파테임은 열에 약하기 때문에 음식을 가열하면 분자가 파괴되어 단맛을 상실하는 것이 약점이다. 그러나 감미제는 소화기관에서 흡수되지 않고 통과해 버리기 때문에 당뇨 환자나 체중을 감량해야 하는 사람들에게 잘 이용되어 왔다. 아스파테임의 단맛은 설탕의 약 200배이며, 영양가(칼로리)는 거의 무시할 정도로 미미하다.

슈크랄로스(스플렌다)

슈크랄로스(sucralose)라 불리는 인공감미료는 설탕보다 320-1,000배 진한 단맛을 가진 인공감미제이다. 이 물질은 인체가 소화하지 않기 때문에 영양가 제로인데다, 고열에 쉽게 변하지 않으며, 산과 알칼리에도 강하다.

슈크랄로스는 1976년에 런던 퀸앨리자베스 대학(현 킹스대학)에서 연구하던 젊은 화학자 파드니스(Shashikant Phadnis)와 휴(Lesile Hough)가 살충제를 개발하던 중에 처음 합성했다. 설탕을 특수하게 처리했을 때 생겨나는 이 물질은 칼로리가 없으면서 사카린의 2배, 아스파탐의 4배나 되는 감미를 가지고 있었다.

두 화학자의 발명품은 특허를 얻었고, 이 특허는 1980년에 미국 '존슨 엔드 존스'사가 인수했다. 이 회사는 맥네일 뉴트리셔널(MaNeil Nuritional)

이란 회사를 만들어 이 감미물질을 '스플렌다'(splenda)라는 상품명으로 생산했다. 1991년부터 캐나다가 인공감미료로 처음 사용하게 되자 1993년에는 오스트레일리아, 1996년에는 뉴질랜드, 1998년에는 미국, 그리고 2004년에는 유럽연합이 사용하게 되었으며, 2008년에는 멕시코, 브라질, 중국, 인도, 일본 등 세계 80여개 나라에서 실용되었다.

맥도널드와 팀호튼스(Tim Hortons), 스타벅스에서는 슈크랄로스(스플렌다)를 노랑색 봉지에 포장하여 내놓고 있다. 스플렌다 외에 아스파테임은 푸른색 봉지에, 사카린은 분홍색 봉지에 담아 무영양 감미료로 내놓고 있다. 슈크랄로스는 설탕을 원료로 합성한 물질이라 맛도 설탕과 비슷하고, 물에 빨리 녹으므로 온갖 식품과 음료수, 과자, 과일 캔 등에 영양가 없는 감미료로 활용되기에 이르렀다. 특히 당뇨 환자와 과체중인 사람들에게 인기가 좋았다.

슈크랄로스를 고농도로 녹여 만든 시럽은 커피 1잔에 4분의 1 스푼을 넣으면 충분히 단맛을 낸다. FDA가 안전식품으로 승인한 슈크랄로스는 이후에 조사된 여러 가지 실험에서 간 기능 약화, 신장 비대, 유전적인 변이, 기타 대사 장애를 일으키는 등 부작용이 발견되면서, '안전식품'이던 것이 2013년부터는 '요주의식품'이 되었다.

동물실험에서 슈크랄로스를 먹인 쥐는 적혈구 수가 감소하는 결과가

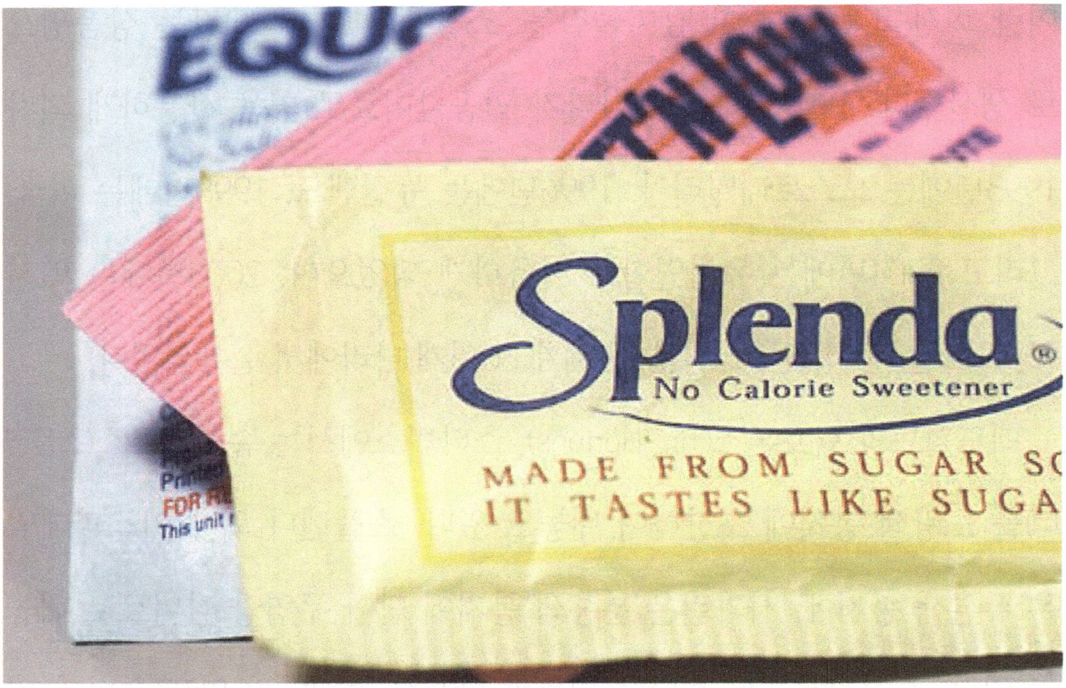

splenda 가장 강한 단맛을 가진 인공감미료인 스플렌다는 노란색 봉지에 담고 있다.

발견되었고, 장 속에 사는 유익한 세균의 증식을 억제하며, 어떤 치료용 약에 대해서는 장이 잘 흡수하지 못하는 영향을 주었고, 숨이 가빠지거나, 피부에 여드름과 기타 여러 증상이 나타나는 등의 부작용이 알려져 있다.

사카린

1878년에 처음 인공 합성된 사카린(saccharin)은 영양가가 전혀 없는 인공 감미제로서 장기간 잘 이용되어온 물질이다. 백색의 결정 분말인 사카린은 아스퍼테임과 함께 지금도 많이 소비된다. 사카린은 아스퍼테임과 마찬가지로 열에 약하기 때문에 음식이나 음료를 끓이게 되면 단맛이 파괴된다.

사카린은 한동안 널리 이용되어 왔으나 1960년대에 인체에 발암 위험이 있다는 보고가 나온 이후 사용량이 크게 줄었다. 그러나 2000년에 FDA가 인체에 안전하다고 발표하면서 사용이 자유롭게 되었다.

사카린과 아스파테임을 식품첨가물로 사용하기 꺼리게 되면서 스테비아가 그들을 대신하는 천연의 감미 첨가물로 각광을 받게 되었다. 사카린(사카린나트륨)은 10,000분의 1로 희석한 수용액일지라도 단맛이 느껴질 정도로 감미가 강하다. 우리나라에서는 음료수 외에 절임식품, 김치, 양조간장, 토마토케첩, 탁주, 소주 등에 첨가하기도 한다.

사이클라메이트 (sodium cyclamate)

미국 일리노이스 대학의 대학원생 스베다(Michael Sveda)가 해열제를 개발하던 중에 1937년 합성하게 된 인공 감미물질이다. 인체 건강에 특별한 부작용이 발견되지 않아 많은 나라가 슈카릴(Sucaryl)이라는 상품명을 붙여 인공감미료로 사용하고 있다. 그러나 미국은 허가하지 않고 있다.

뒷맛이 개운치 않기 때문에 아스파테임이나 사카린보다 인기가 적다. 사이클라메이트 역시 칼로리가 없으며 열에 강하다.

타우마틴(taumatin)

서아프리카에 자생하는 카템펠(katempel)이라는 식물(Thaumatococcus danielli)의 열매에 어떤 바이러스가 감염되었을 때 생겨나는 단백질의 일종이다. 천연의 감미물질이지만 대량생산되지 않는다.

루그두남(Lugduname)

프랑스의 리옹대학에서 1996년에 개발한 최강 감미물질이다. 설탕보다 220,000~300,000배 달다는 이 물질은 인공감미료로 이용할 수 있는지 의학적으로 아직 확인되지 못하고 있다.

알리탐(alitame)

1980년대에 피자 제약회사가 개발한 인공감미 물질이며, 설탕보다 2,000배나 강한 감미를 가졌다. 여러 나라가 인공감미료로 사용하고 있다.

네오탐(neotame)

미국에서 최근에 개발된 인공감미물질로서, 설탕의 7,000~13,000배

감미를 가졌다. 유럽연합과 오스트레일리아, 뉴질랜드 등에서 인공감미제로 사용하고 있다.

아세설페임 포타슘(acesulfame potassium)

독일 화학자 클라우스(Karl Clauss)가 1967년에 우연히 개발한 설탕 200배의 인공 감미물질이다. 뒷맛이 약간 쓰게 느껴지고, 열에 강하다.

제4장

가정에서 스테비아 쉽게 키우기

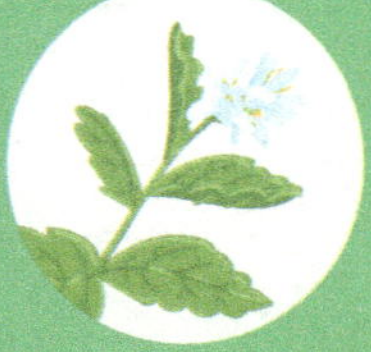

스테비아는 잎 생산이 목적 | 스테비아가 잘 자라는 조건 | 실외에서 재배할 때 | 비료주기 | 씨나 묘목을 구하려면 | 묘목 옮겨 심을 때의 주의 | 더 많은 잎을 수확하려면 | 바람 피해를 대비한 지지대와 바람막이 | 병충해 방지 | 삽목 방법, 삽목에 적당한 화분과 흙 | 삽목에 사용할 적당한 모본(母本) | 삽목하기 좋은 계절 | 삽수 절단 위치와 모양 | 삽수에 달린 잎 처리 | 물꽂이 삽목 방법 | 화분에 흙꽂이 하기 | 흙꽂이 할 묘판 | 삼목에 사용할 흙 | 뿌리가 잘 내리게 하자면 | 삽목하기 | 삽목 후 관리 | 작은 회분에서 큰 화분으로 분갈이 | 스테비아 겨울나기 | 겨울 화분에 물주기 | 인공조명 어떻게 하나? | 씨앗으로 묘목을 키울 때 | 파종할 흙과 재배준비 | 좋은 밭흙 | 퇴비 만들기 | 밭 만들기 | 비료주기 | 녹색거름 | 파종하는 요령 | 이식 전 묘목 강화 훈련하기 | 씨를 장기보관하려면 | 묘목과 씨앗 구입하려면

스테비아는 잎 생산이 목적

허브식물 스테비아에 대해서는 제1장에서 설명했다. 스테비아가 피우는 흰 꽃은 꽃잎을 다 펼친 크기가 5mm 정도로 작으며, 많은 수의 꽃이 동시에 피어나지만 사람의 눈을 끌 정도로 화려하지 않다. 그들의 꽃은 바람이나 곤충에 의해 수정이 이루어진다.

스테비아는 평균 키가 61-76cm 정도까지 자라며, 때로는 1m 가까이 성장하기도 한다. 이때의 줄기는 직경이 5-6mm 정도이고, 약간 목질화(木質化)되어 있지만 단단하지 못하다. 스테비아의 감미는 줄기보다 잎에 거의 포함되어 있으며, 잎 모양은 긴 타원형(길이 25-76mm)이고 가장자리가 톱날처럼 생겼다.

이 식물은 남아메리카 자생지에서도 결실 상태가 좋지 않으며, 수확된 씨는 발아율이 나쁘다. 아마도 씨의 크기가 너무 작아 씨 속의 씨젖(배유) 양이 적어 환경이 불리할 때는 발아가 어려운 때문이 아닌가 생각된다. 그래서 스테비아 농장에서는 삽목(꺾꽂이)으로 대부분 번식시킨다.

스테비아의 뿌리에서는 수시로 새로운 줄기(곁가지)가 자라나오므로, 이를 갈라 심어도 새 묘목을 얻을 수 있다. 온대지역에서 스테비아를 재배하려면 1년초로 재배하면서 사이에 묘목을 키워두면 좋다.

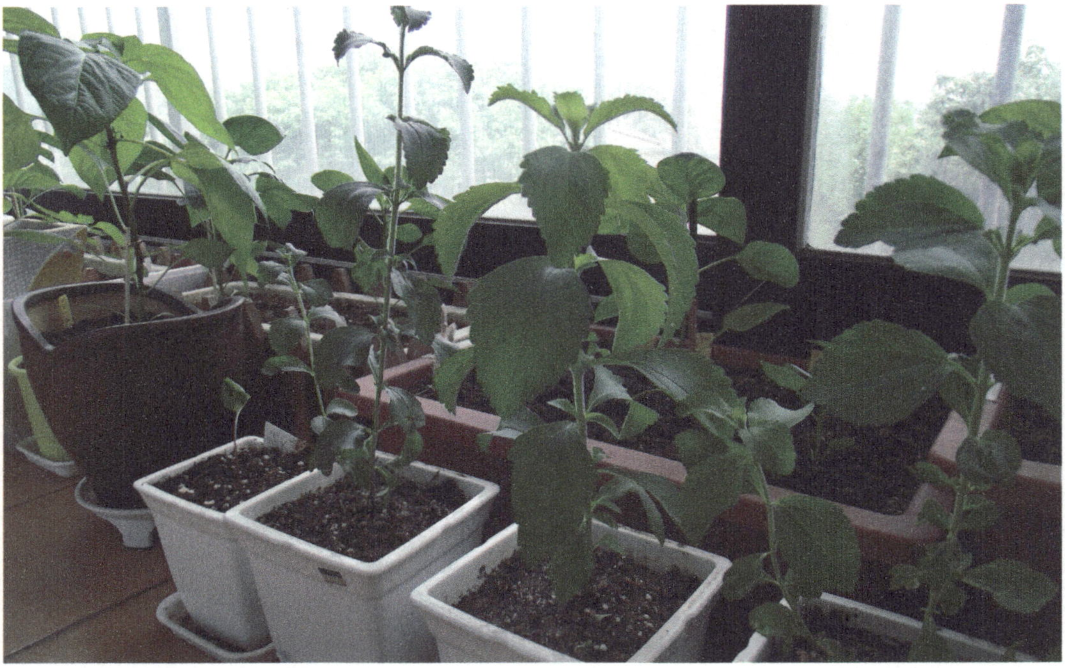

스테비아 스테비아 묘목을 화분에 심어 아파트의 베란다에서 키우고 있다.

스테비아는 햇빛을 좋아한다. 우리나라에서는 낮 길이가 짧은 9월이 되어야 꽃을 피운다. 그러므로 식물학에서는 이런 성질의 식물을 단일성(短日性)이라 한다. 그런데 9월에 꽃이 피면 계절이 너무 늦어 그 씨는 낮아진 기온 때문에 결실하기 불리하다. 우리나라에서 아파트의 베란다 안 따뜻한 실내에서 스테비아를 키워보면 어떤 화분은 겨울(1-2월)에 꽃이 피기도 한다.

온대지방에서는 스테비아를 1년초로 키우지만, 생육기간이 긴 난대

지방에서는 다년초 상태로 재배할 수 있고 씨도 얻을 수 있다. 그러나 스테비아는 종자가 아니라 잎 수확을 목적으로 재배하는 것이므로, 기온이 높고 낮의 길이가 길어야 잎 생산을 많이 할 수 있고, 잎에 포함되는 스테비오사이드의 양도 많아진다.

스테비아가 잘 자라는 조건

스테비아는 햇빛과 물이 풍부하고, 통풍이 잘 되며, 비옥한 토양 조건에서 생육이 왕성하다. 스테비아의 자생지 환경은 물이 많은 늪지 주변이다. 그러므로 화분에서 키울 때도 화분의 흙 표면이 건조해진 정도가 되면 물을 주어야 한다. 그렇다고 너무 많이 주는 것도 좋지 않다. 스테비아가 잘 자라는 흙은 물이 잘 빠지면서 유기물이 많은 비옥한 땅이다.

스테비아용 화분흙을 준비할 때는 퇴비와 밭 흙을 잘 섞은 것을 손바닥으로 움켜쥐었을 때 덩어리 상태로 있고, 이것을 땅바닥에 가만히 떨어뜨리면 흙덩이가 깨어져 흩어질 정도가 적당하다. 흙이 너무 푸석하면 화분이 건조하기 쉽고, 반대로 흙덩이가 깨지지 않을 정도로 굳어 있다면 뿌리에 공기가 통하기 어렵고, 물이 잘 빠지지 않을 것이다.

실외에서 재배할 때

스테비아는 일반 야채나 화초들과 마찬가지로 모래 성분과 유기물이 많이 포함된 배양토를 좋아한다. 이 식물은 산성 토양에도 잘 자란다. 주의할 것은 건조하지 않도록 하는 것이고, 그렇다고 물에 잠겨 있도록 하는 것은 좋지 않다. 스테비아에게 좋은 퇴비는 일반 농작물이나 화초에 사용하는 것과 다름이 없으므로 화원이나 농촌에서 사용하는 퇴비를 그대로 사용하면 된다.

대량 재배를 목적으로 큰 밭을 만들 때는 좌우 고랑에서 밭의 중간까지 손이 미칠 수 있도록 밭의 폭을 1-1.25m로 하고, 두둑 높이가 8-20cm 정도 되도록 한다. 밭은 고랑이 깊어야 물이 잘 빠지고 토양 속으로 통기(通氣)도 쉽게 이루어져 뿌리의 건강에 유리하다. 통기가 잘 되는 토양에서는 왕성하게 증식한 토양세균이 퇴비를 분해하여 비료가 되도록 하는데 도움이 된다.

작은 규모의 밭이라면 밭둑 주변을 나무판자로 가로막아, 비가 내리거나 할 때 밭둑의 흙이 고랑으로 무너져 내리지 않도록 해주면 좋을 것이다. 밭고랑에 잡초가 자라는 것을 방지하려면 톱밥, 대패 밥, 분쇄된 나무 조각을 고랑에 충분히 깔아준다. 이렇게 하면 비온 뒤라도 질지 않아 다니기도 편리할 것이다.

밭에 잡초가 아예 자라지 않도록 하려면 야채밭처럼 밭 전체를 비닐로 덮고 40-50cm 간격으로 심어 키우도록 한다. 밭둑의 폭이 1-1.25m인 밭이라면 3줄로 심을 수 있을 것이다.

비료주기

스테비아는 비료를 좋아하므로 유기질 퇴비를 많이 주어야 잘 자란다. 텃밭에서 재배하는 요령은 다른 농작물과 다름이 없으므로 여기서는 자세히 다루지 않는다. 빨리 자라도록 할 목적으로 화학비료(화성비료 化性肥料)를 마구 준다면, 잘 크기는 하지만 스테비오사이드 함량이 적고, 식물체가 약해 병에 쉽게 걸린다. 그러므로 애써 화학비료를 많이 줄 이유는 없다. 굳이 화학비료를 주려면 질소비료보다는 인산과 칼륨 비료를 넉넉히 주면서 3가지 성분 비율을 균형 있게 해야 한다. 화성비료를 써야 할 경우에는 '복합비료'라는 이름으로 판매되는 것이 좋을 것이다.

씨나 묘목을 구하려면

스테비아의 씨는 너무 작고, 값이 비싸고, 발아율도 나쁘기 때문에 권하기가 조심스럽다. 그러므로 묘목 농장을 인터넷에서 찾아내어 우편주문하기를 바란다. 쉽게 주문할 수 있는 곳으로 한국스테비아㈜가 있다. 택배로 보내는 묘목이라도 전국 어디서나 2-3일 이내에 도착한다.

발송된 묘목을 받으면 상태를 확인하여 수분이 말랐다고 생각되면 스프레이로 물을 뿌려 주고, 적어도 2-3일 이내에 적당한 크기의 화분에 옮겨 심는다. 직경 15cm 이상인 중형 화분이면 분갈이 하지 않고 1년 동안은 재배할 수 있다.

묘목 농장에서는 6촉의 묘목이 담긴 묘판용 플라스틱 팩을 하나의 단위로 취급할 것이다. 그러므로 6촉 팩 하나를 주문한다면 한번에 6포기를 재배할 수 있게 될 것이다.

묘목 옮겨 심을 때의 주의

배송되어온 묘목이든, 손수 키운 묘목이든 뿌리가 내리면, 잎자루가 줄기와 연결된 틈새의 눈(액아腋芽라 부름)이 분화를 시작하여 새롭게 잎을 내밀며 줄기가 성장한다. 이 새로운 묘목 줄기에 어린 잎 3-4개가 자랐을 때이면 새 화분이나 텃밭에 옮겨 심어도 된다. 이식할 화분의 흙은 잘 썩은 퇴비가 충분히 섞인 것이어야 잘 자란다.

화분(또는 텃밭)에 옮겨 심을 때는 되도록 식물체가 깊이 묻히게 해야 건조에 잘 견뎌 활착(活着)이 유리하다. 옮겨심기 적당한 때와 시간은 기온이 섭씨 20-27도 정도로 따뜻할 때가 좋고, 하루 중에 이식에 적당한 시간은 햇볕이 약해진 저녁 또는 비가 내리려는 시간이다.

이식을 하게 되면 아무리 조심하더라도 뿌리 주변의 흙이 흔들려 가느다란 실뿌리들이 상한다. 낮에 옮기면 부상당한 뿌리털 세포의 흡수(吸水) 기능이 약화되어 탈수가 심하게 일어나 시들게 되고, 심하면 생존에 실패하기 쉽다. 저녁이나, 비가 내리거나, 흐린 날에 이식하면 증발이 심하지 않아 건조에 의한 몸살을 덜 하게 된다.

옮겨 심은 뒤 물을 지나치게 주어도 좋지 않다. 화분의 흙이 건조해진 것을 확인하고 관수(灌水)해야 한다. 텃밭의 경우, 고랑에 물이 계속 고여 있는 땅이라면 생육에 좋지 않다. 큰 텃밭에 다수의 묘목을 이식한다면, 묘목 사이의 거리를 30-36cm가 되도록 한다. 폭 1m인 밭이라면 중앙, 좌우 각 한 포기씩 3줄로 심는다.

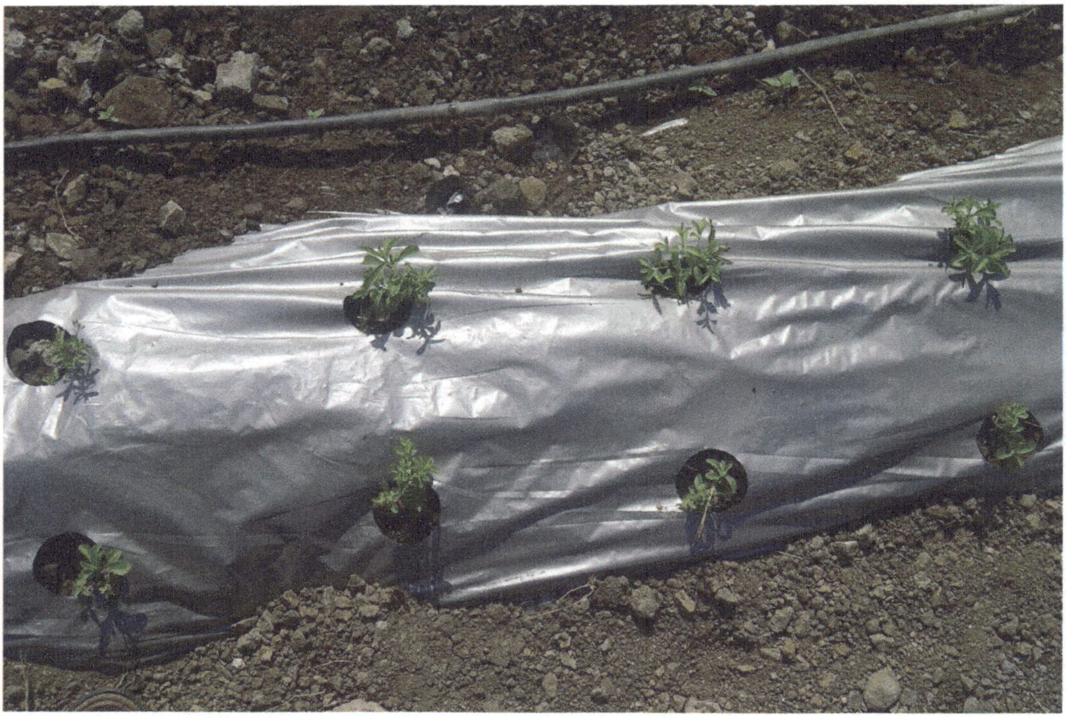

비닐멀칭 스테비아 묘목을 텃밭에 정식할 때, 일정한 간격으로 미리 구멍이 뚫린 비닐로 밭을 덮고 나서 구멍을 헤집고 묘목을 심는다. 수분 증발을 감소시켜 몸살을 짧은 기간 하게 되고, 잡초 관리를 훨씬 쉽게 할 수 있다. 구멍에는 묘목을 2-3포기 한꺼번에 심을 수도 있다.

묘목을 이식하고 나면 초기에는 얼마 동안 잘 자라지 않는다. 이유는 이식하는 동안 상처를 입은 뿌리에서 새롭게 뿌리털이 자라나와 수분을 안정적으로 흡수할 수 있어야 하기 때문이다. 일반인들은 이런 상황을 묘목이 '몸살'한다고 표현한다. 옮겨 심은 뒤에는 함부로 주변을 밟거나 무릎으로 기어다니지 않아야 하고, 물은 살그머니 천천히 준다. 새 뿌리가 돋아나 안정을 찾고 기온이 알맞으면 식물체는 잘 자랄 것이다.

화분에 옮겨 심었다면 처음 며칠 동안은 그늘에 두는 것이 빨리 활착하는데 유리하다. 텃밭에 대량 재배할 계획이라면, 꽃이나 채소를 재배하는 일반적인 방법을 따라 비닐을 깔고 적당한 간격으로 구멍을 뚫어 이식하면, 수분 확보에도 유리하고 나중에 잡초 관리도 편할 것이다. 미리 구멍이 뚫린 비닐을 이용하면 더 편리할 것이다.

물을 줄 때 조심해야 할 일은 화분에 심은 것이라면 잎에 물이 가지 않도록 하는 것이다. 왜냐 하면, 물에 섞인 병균이 몸살로 면역력이 약해져 있는 식물체를 오염시킬 위험이 있으며, 두 번째는 스테비아의 잎이 연

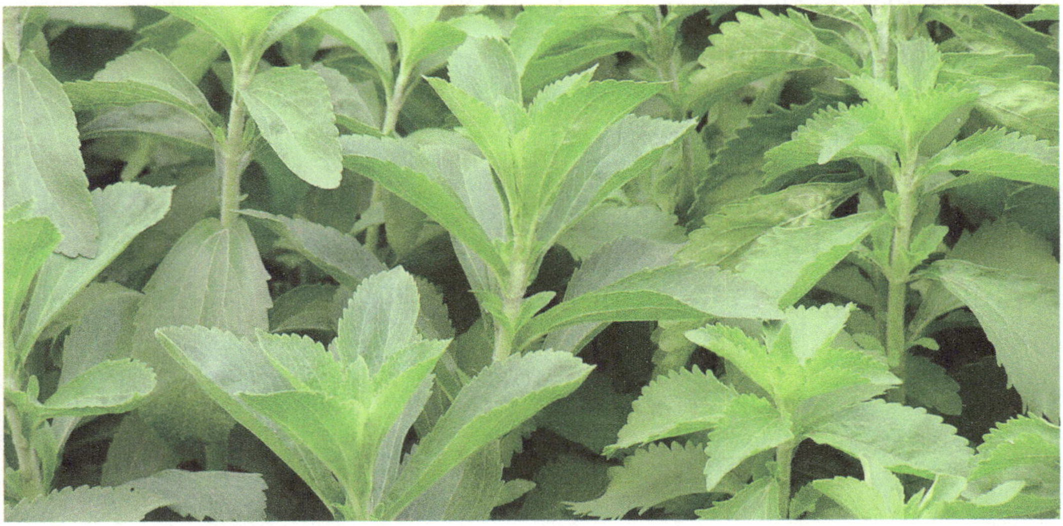

스테비아 밀생 스테비아는 사진과 같이 연한 잎이 밀생하고 있으므로 고압으로 살수를 하면 잎이 상한다. 자연적으로 내리는 비는 지장이 없다.

약하여 물의 충격에 손상을 입을 염려가 있다. 또한 거센 물줄기는 흙을 헤집어 금방 심은 묘목이 넘어지거나 뿌리가 드러나게 한다.

텃밭의 경우도 마찬가지이다. 날씨가 가물어 물을 줘야 한다면, 호스 끝에서 물줄기가 가늘게 여러 가닥으로 흩어져 나오는 살수(撒水) 꼭지를 달아 뿌리 근처에 관수토록 한다.

더 많은 잎을 수확하려면

스테비아는 잎을 생산하는 것이 목적이다. 그러므로 잎이 무성하게 자라도록 하는 재배법을 몇 가지 소개한다.

1. 곁가지를 내어 더 많은 잎 생산하기

잎을 다수확하는 방법의 하나로 곁가지가 많이 나오도록 할 수 있다. 스테비아는 처음에는 곁가지 없이 원줄기가 곧게 위로 자란다. 묘목이 자라기 시작하여 키가 20-30cm 쯤 되었을 때, 생장점이 있는 줄기 꼭대기 끝부분을 5-10cm 정도 가위로 잘라주면 아래에 남은 잎 마디(액아)에서 새로운 가지들이 수평 방향으로 자라나와 많은 잔가지가 나오게 된다.

이렇게 발생한 잔가지는 모두 잎을 매달게 되므로 식물체는 잎이 가

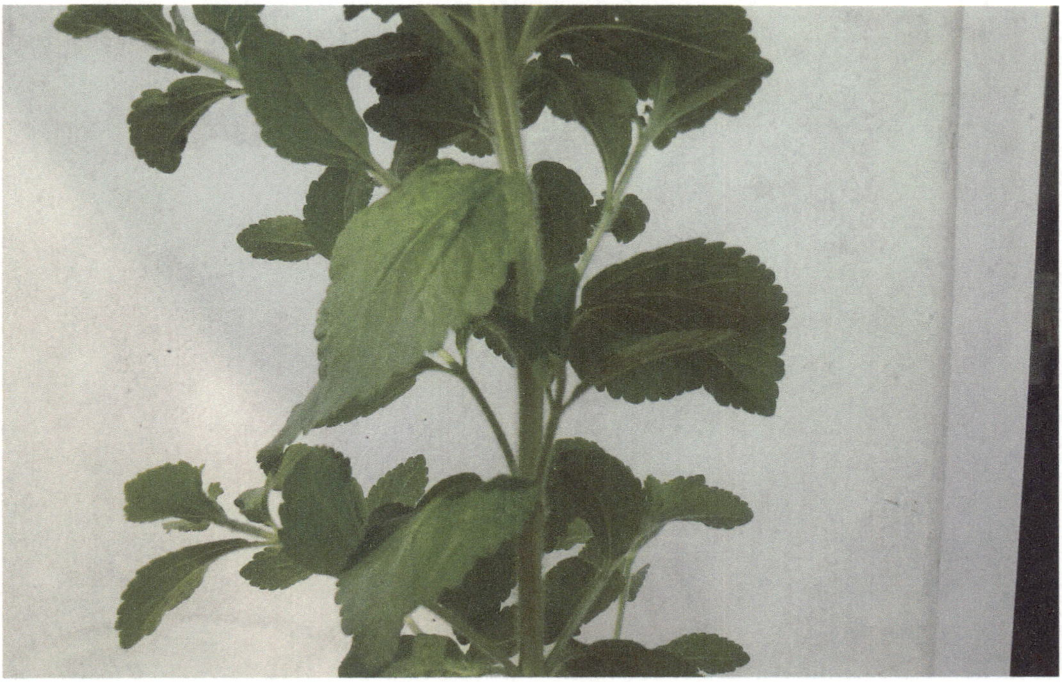

스테비아 줄기 원줄기에서 곁가지가 자라고 있다. 스테비아 원줄기 끝 부분을 잘라주면 아래에 있는 잎 마디에서 사진처럼 곁가지가 나와 자란다. 곁가지가 충분히 자랐을 때, 곁가지 끝을 또 잘라주면 2차 곁가지가 발생하여 입체적으로 무성한 식물체로 자라게 된다.

득한 덤불처럼 된다. 곁가지를 얻기 위해 잘라낸 줄기 끝 부분은 버리지 말고 말려 건잎으로 만든다.

2. 2차 곁가지 키우기

이런 곁가지가 18-25cm 정도 길이로 자라면, 다시 곁가지들의 끝을 잘라주면 2차 곁가지가 나오게 된다. 1차 곁가지는 다소 수평 방향으로

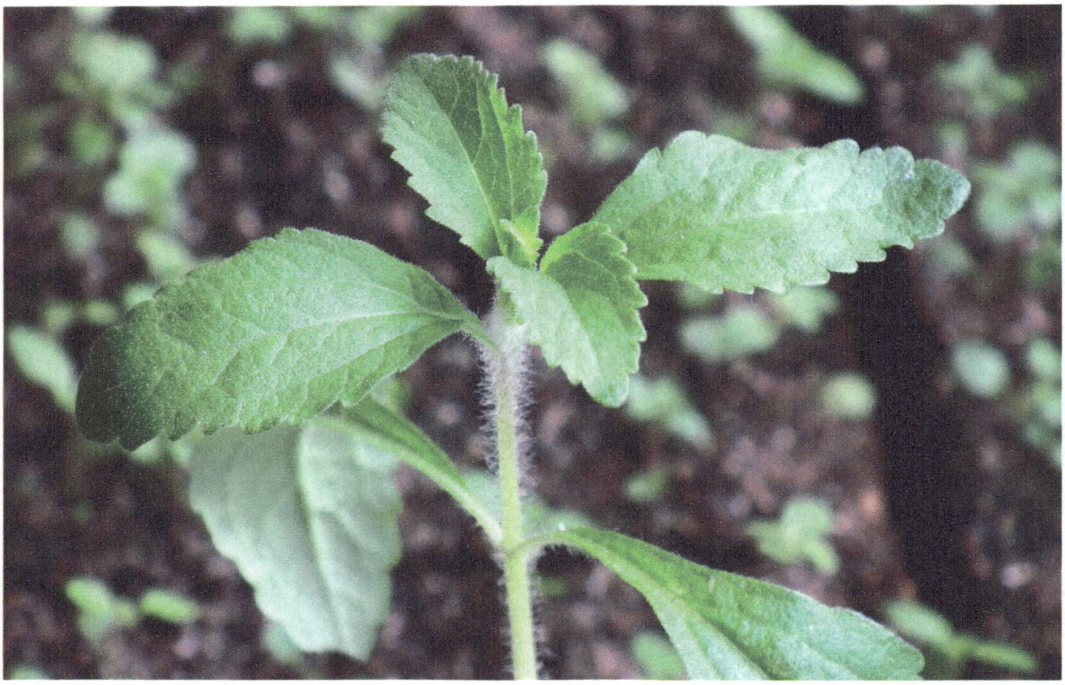

스테비아 슈트 식물의 원줄기나 곁가지가 자라는 부분을 슈트(shoot)라 한다. 식물체의 생장점은 슈트의 정상부에 있다. 사진은 스테비아의 슈트이며, 이 부분은 연약하여 고압으로 살수하면 상처를 입는다.

자라지만, 2차 곁가지는 수직 방향으로 자라면서 더 많은 잎을 매달게 된다.

그런데 이런 곁가지 만들기는 노력이 많이 든다. 또한 잔가지와 작은 잎이 많더라도 노력에 비해 잎 생산량은 크게 증가하지 않는다. 이런 곁가지 재배는 소수의 식물체를 가꿀 때는 쉽게 해볼 수 있지만, 대량 재배할 때는 어려울 것이다.

바람 피해를 대비한 지지대와 바람막이

스테비아는 줄기가 나무줄기처럼 강하지 않기 때문에 강한 바람에 부러지거나 상할 수 있다. 만일 곁가지까지 나와 많은 잎을 매달았을 때는 바람에 더 약하다. 그러므로 노지에서 자라는 스테비아는 지주를 세워 원줄기를 붙잡아 주어야 한다. 고추를 재배하는 농부들이 사용하는 지주와 끈으로 잡아주면 될 것이다. 밭 주변에 기둥을 세우고 비닐이나 천막으로 바람막이를 해주면 더욱 안전하다.

병충해 방제

스테비아는 다른 식물에 비해 병충해가 적은 편이다. 그러나 온실에서 재배할 때는 진디물, 가루이 같은 해충이 생길 수 있다. 세균이나 곰팡이에 의한 병이 발생하기도 하지만 땅이 과습하지 않고, 잎에다 물을 주지 않으면 병충해를 대부분 예방할 수 있다. 혹 병든 포기가 발견되면 즉시 전체를 뽑아버려 이웃 식물에 전염되지 않도록 한다.

스테비아는 기온이 섭씨 4도 이하로 내려가는 곳에서는 다년생으로 자라지 못한다. 그러므로 우리나라에서는 비닐하우스나 온실에서 재배할 경우라도 추위를 대비하여 뿌리 부분을 건초 등으로 두텁게(10cm 정도) 덮어주어야 뿌리가 죽지 않는다.

보온이 잘 되는 집안이나 온실이라면 겨울 동안도 죽지 않고 다년생으로 계속 자란다. 추운 곳이라도 건초로 잘 덮어두면 뿌리는 동사하지 않고 살아 있다가 봄에 새 눈이 나오기도 한다.

삽목 방법, 삽목에 적당한 화분과 흙

스테비아는 삽목(插木 꺾꽂이)이 잘 되는 식물이기 때문에 약간의 요령만 알면 직접 삽목하여 성공적으로 묘목을 키울 수 있다. 스테비아 줄기를 보면 잎 마디에서 좌우로 잎이 2개씩 나와 있다. 그들의 잎은 잎자루 길이가 짧다.

삽목에 사용할 적당한 모본(母本)

키가 높이 자란 튼튼한 식물체가 삽목의 모본으로 적당하다. 1년이 안 되어 줄기가 아직 연하고 연두색 상태인 것(녹지綠枝라 부름)을 모본으로 사용해도 된다. 1년 이상 묵은 줄기는 약간 목질화되어 있어 숙지(熟枝)라 부르는데, 스테비아는 숙지이든 녹지이든 모두 삽목에 쓸 수 있다.

삽목하기 좋은 계절

기온이 섭씨 20도 전후가 되는 5-6월이 삽목의 적기이다. 온실이나 실내라면 1개월쯤 일찍 해도 좋다. 따뜻한 실내이고 인공조명을 할 수 있으면 겨울에도 가능하다.

삽목을 하도록 가지를 짤막하게 토막으로 자른 것을 삽수(插穗)라 부른다. 삽수를 준비할 때는 가지(녹지 또는 숙지)를 2-3마디 길이로 자르는데, 삽수의 길이가 8-13cm 정도이면 된다. 삽수 크기가 서로 비슷해야 작업이 편하다. 그러므로 잎 마디 사이 간격이 긴 것은 2마디씩, 짧은 것은 3마디 길이로 자른다.

삽수 절단 위치와 모양

삽수는 흙에 묻힐 부분과 지상으로 나올 부분을 절단하게 된다. 땅에 묻힐 부분의 자르는 자리는 잎 마디 바로 아래 0.5-1cm 위치이다. 주의할 것은 줄기를 자를 때 45도 각도로 비스듬히 잘라야 하는 것이다. 마디 바로 아래를 자르는 이유는 땅에 묻었을 때 마디가 있는 부분에서 뿌리가 잘 발생하기 때문이다. 실제로 스테비아는 삽목이 잘 되는 식물이기 때문에 마디의 위 부분을 잘라 꽂아도 뿌리가 잘 나온다.

삽수를 자를 때는 줄기에 상처가 적게 나도록 잘 드는 커트 날을 이용하여 매끈하게 자르는 것이다. 가위를 사용하는 것보다 면돗날처럼 날이 얇고 날카로운 칼(커트 칼 등)이 좋다. 무딘 날로 자르면 잘린 부분이 짓이겨지거나 상처가 크게 생겨 뿌리가 나오기 전에 그 자리가 썩기 쉽다. 또 비스듬하게 자른 면은 흙속 수분을 더 잘 흡수하고, 뿌리가 발생할 수 있는 자리도 많아진다. 지상으로 나오는 부분의 삽수 역시 잎 마디 위 1cm 정도 높이에서 자른다. 이 부분은 45도가 아니라 수평으로 잘라도 좋다. 1년 이상 키운 스테비아의 줄기는 다소 목질화되었으므로 약간의 힘을 가해야 잘라진다. 이때 절대로 손가락을 베이지 않도록 칼날이 자기 몸의 바깥을 향하게 하여 자른다.

삽수에 달린 잎 처리

칼로 자른 삽수에 달린 잎은 땅위에 나오는 위 마디의 잎 2개 또는 1개만 남기고 모두 가위로 잘라버린다. 삽수에 달린 잎이 여러 장이거나 잎의 면적이 넓으면 수분 증발이 심해 뿌리가 내리기 전에 시들어 죽기 쉽다. 삽수에는 2개 이상의 잎이 필요치 않으며, 잎 1개라도 넓은 잎이면 가위로 절반이나 그 이상 잘라버려도 좋다.

삽수를 꽂아두고 환경을 적절히 유지해주면 잎 마디 틈새에서 새 싹(슈트)이 나온다. 식물의 잎 마디에는 가지나 꽃으로 변할 조직(맹아萌芽)이 숨어 있기 때문이다. 삽수의 잎 마디에는 좌우에 2개의 맹아가 있는데, 이 가운데 1개의 맹아에서만 새싹이 나오면 된다.

줄기의 맨 끝 연약한 부분을 삽수로 사용하면 삽목하더라도 실패할 염려가 있다. 그러나 환경 조건이 좋으면 끝 부분도 뿌리가 내린다.

물꽂이 삽목 방법

삽목 방법으로 물꽂이를 하기도 한다. 유리컵 등의 용기에 물을 담고 삽수를 그대로 꽂아두는 방법이다. 뿌리가 충분히 나오도록 기다렸다가 흙으로 옮겨 심는다. 물꽂이하여 뿌리가 나왔을 때, 그것을 흙에 이식하면 물이 아닌 흙이라는 새로운 환경에 적응하느라 몸살을 하다가 죽기도 한다.

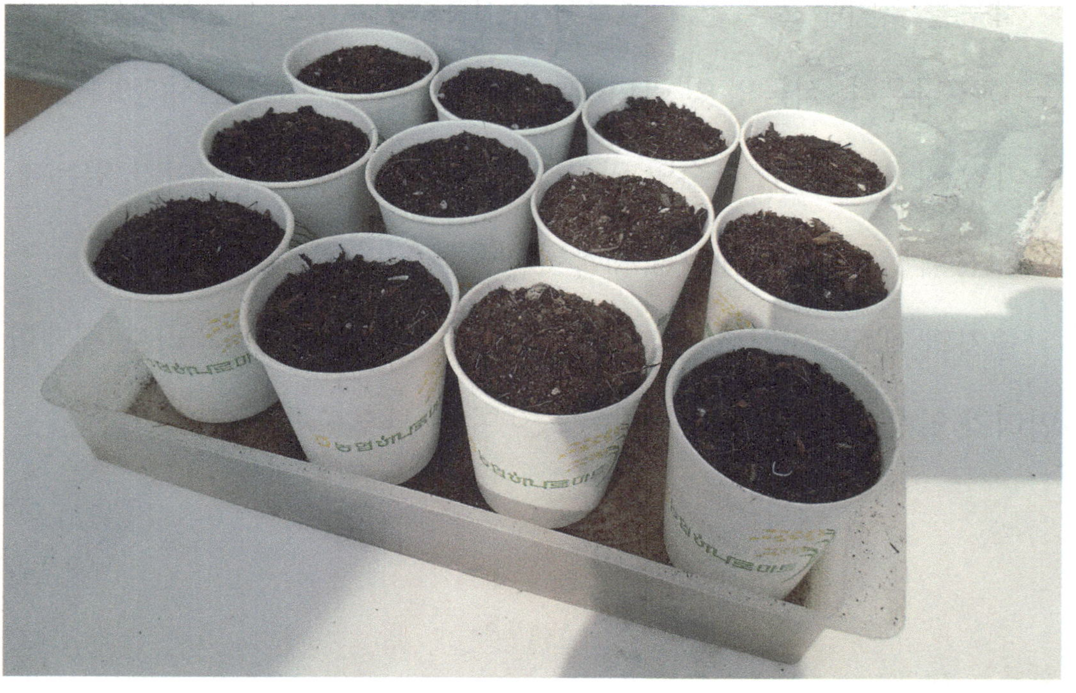

종이컵 삽목 준비 삽목을 하기 위해 종이컵에 배양토를 가득 담았다. 종이컵 밑바닥에는 송곳이나 대못으로 미리 구멍을 낸다. 여러 개의 종이컵에 삽목했다면 하나의 쟁반이나 상자에 컵들을 담아 이동할 때 삽목토가 흔들리거나 충격을 받지 않도록 한다.

화분에 흙꽂이 하기

꽃집에서 판매하는 화초나 야채 묘목을 키운 플라스틱 묘판을 보면 일반 흙이 아니라 인공토가 담겨 있다. 인공토는 피트모스(peat moss), 펄라이트, 질석(버미큘라이트), 제오라이트, 코코피트 등과 비료 성분을 혼합한 인공토양이다. 이 흙은 일반 토양에 비해 가볍고 공기가 잘 통하며, 수분을 잘 보존하는 보습성을 가졌다. 인공토는 제조 과정에 열처리를 하므로 토양 속의 부패성 세균이 죽기 때문에 삽수를 부패시킬 염려가 줄어든다.

흙꽂이 할 묘판

1. 종이 컵 바닥에 구멍을 내어 사용할 수 있다(사진 참조).
2. 화원에서 사용하는 6홀의 플라스틱 묘판도 편리하다.
3. 나무상자나 큰 화분

삽목에 사용할 흙

삽목할 때는 재배할 때와 달라, 발근(發根)이 목적이므로 흙을 잘 선택해야 한다. 삽목에 적당한 흙은 산에서 금방 파낸 마사토나 깨끗한 강모래 또는 화원에서 삽목용으로 판매하는 인공토를 사용한다. 이런 흙에는 삽수를 부패하게 만드는 미생물이 적다.

만일 거름기가 많은 일반 흙을 삽목에 사용한다면 삽수 끝이 쉽게 부패하여 발근하지 못하게 된다. 그러므로 인공토나 마사토가 없더라도 소량의 흙이 필요하다면, 삽목에 쓸 화분흙을 비닐봉지에 담아 전자렌지에 넣고 멸균이 되도록 4-5분 가열했다가 사용하면 된다.

뿌리가 잘 내리게 하자면

종묘사나 농약가게에서는 발근제(發根劑)를 판매한다. 발근제에는 뿌리가 잘 나오도록 하는 '옥신'이라 불리는 식물호르몬이 포함되어 있다. 연고처럼 만든 발근제라면 45도로 자른 삽수 끝 부분에 묻도록 하면 되고, 수용액으로 된 것이면 적시면 된다. 삽수에 발근제 처리를 하여 삽목하면 성공률이 더 높아진다.

발근제를 구입하기 곤란하다면, 다른 식물체에서 옥신을 채취하는 방법이 있다. 버드나무의 가지 끝에는 옥신(식물호르몬)이 많이 포함되어 있다. 그러므로 버드나무의 가지 끝만 잘라 모은 것을 컵에 담고, 여기에 멸균수(끓였다가 냉각시킨 물)를 부어 냉장고 속에서 48시간 정도 우려낸 뒤에, 그 물에 삽수 끝을 적셔주어도 발근제를 사용한 것처럼 효과가 있다.

삽목하기

삽목할 화분이 준비되면, 거기에 살균한 흙을 담고, 삽수를 하나씩 파묻는다. 이때 삽수를 억지로 밀어 꽂으면 삽수 끝에 상처가 나므로 발근하기 어렵게 된다. 한 손으로 삽수를 화분 속에 내리고 그 위에 삽목토를 부어 채우거나, 굵은 젓가락 등으로 삽목 흙을 충분히 헤집고 삽수를 살며시 묻도록 한다.

삽수를 묻는 깊이는 맨 위의 잎이 지면 위에 겨우 나올 정도(삽수 길이의 3분의 2 이상)가 적당하다. 삽수를 깊이 묻어야 하는 이유는 삽수에 수분이 많이 공급되도록 하여 시드는 것을 방지하기 위한 것이다. 일반적으로 삽목하고 3주일에서 한 달 정도 지나면 새 뿌리가 내린다. 발근이 이루어져야 액아에서 새 눈이 자라기 시작한다.

삽목 후 관리

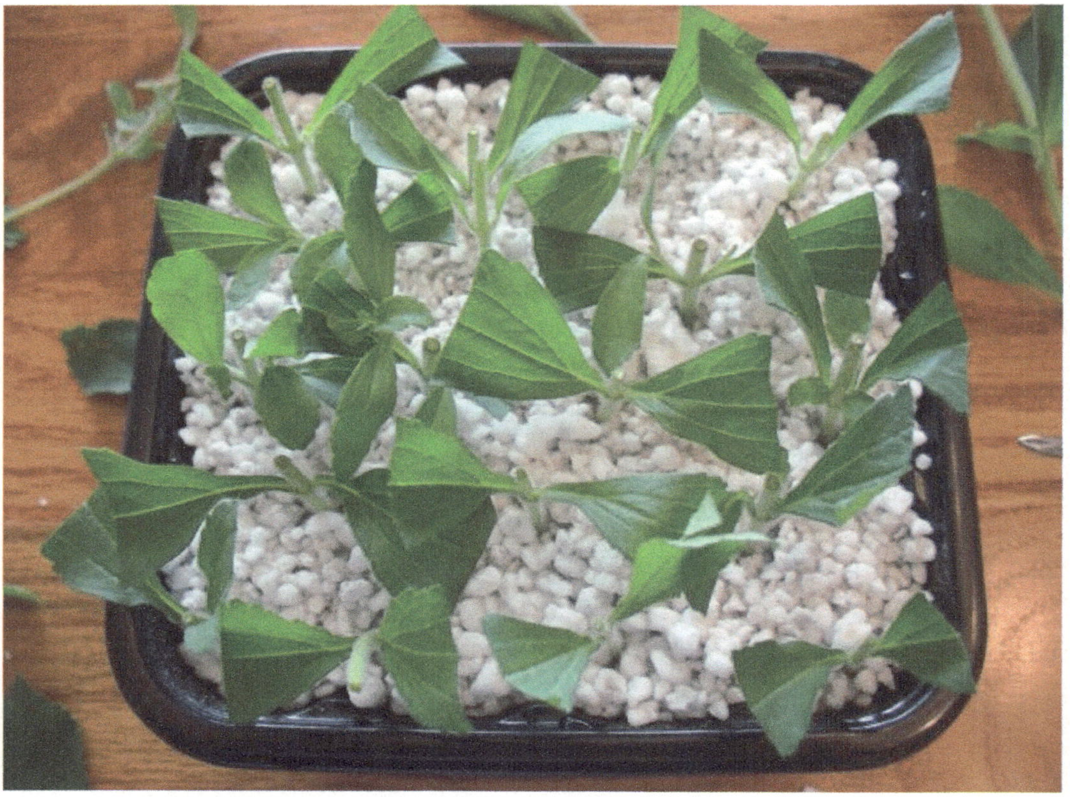

마사토 삽목 플라스틱 화분(셀팩)에 마사토를 담고 삽목한 모습이다. 큰 잎은 절반 정도 잘라 지나친 증발을 줄이도록 하고 있다.

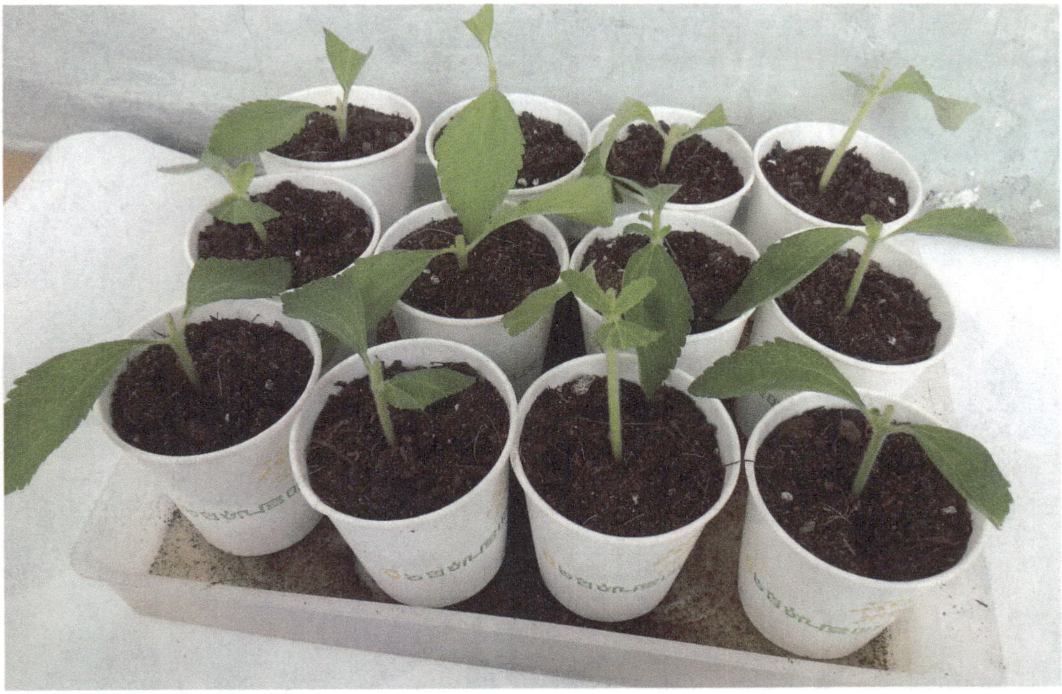

종이컵 삽목 종이컵에 삽목했다면 물을 쟁반에 부어 바닥 구멍을 통해 스며 오르게 한다. 위에서 물을 주면 흙이 튀어 나온다. 분무기로 안개처럼 물을 뿌려주어도 되지만 시간이 많이 걸린다.

삽목한 것은 뿌리가 내릴 동안 햇빛이 강하지 않은 반그늘에 두도록 하고, 삽수가 건조하지 않도록 관수를 철저히 해야 한다. 텃밭에 삽목을 했다면 반그늘이 되도록 그늘 막을 설치하는 동시에 비닐 막도 해주어야 보습이 되어 발근이 유리하다.

삽목한 뒤에 삽수가 담긴 상자를 비닐(화분이라면 적당한 크기의 비닐봉지)로 덮어주면 미니 온실이 되어 습도를 잘 유지시키는 동시에 따뜻하게 되어

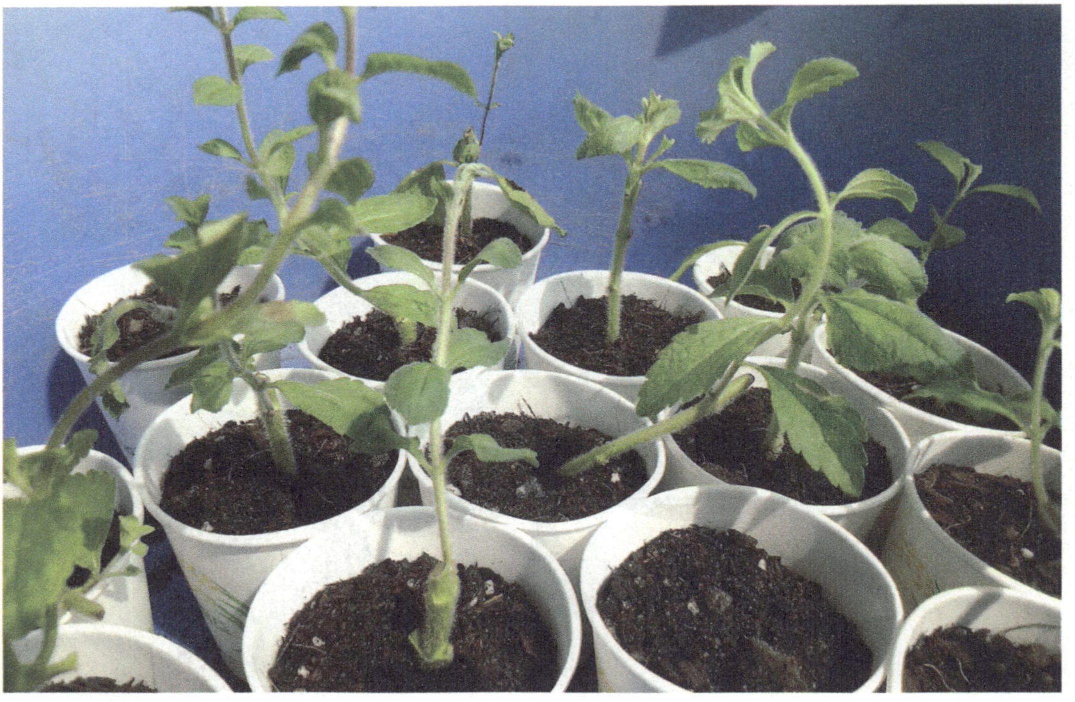

뿌리가 내린 묘목 종이컵에 삽목하고 3주일 정도 지나 묘목에서 뿌리가 내리자, 잎 마디에서 새눈이 자라나오고 있다. 큰 화분이나 정원에 옮겨 심어야 할 때가 되었다.

뿌리가 더 쉽게 나온다. 비닐을 덮을 때 통풍이 될 작은 구멍은 남겨두어야 한다. 미니 온실 속의 기온은 섭씨 21-27도를 유지하도록 한다.

삽수를 담은 상자(또는 화분)를 형광등 아래에 두면 인공조명이 된다. 하루 조명 시간은 15시간이면 충분하다. 형광등에서도 미열이 나기 때문에 최적온도가 유지되도록 주의한다.

일반적으로 삽목하고 3-4주일 지나면 뿌리가 내린다. 삽수가 발근했는지 여부는 땅을 파보지 않고도 짐작할 수 있다. 묘판(또는 종이컵) 바닥의 구멍을 통과하여 잔뿌리가 밖으로 자라나오는 것이 보이기 때문이다.

묘판 아래로 뿌리가 보이지 않을 경우에는, 삽수의 잎 마디에서 새 눈이 자라나오는 것으로도 알 수 있다. 새눈이 충분히 자라지 않았다면 뿌리가 충분히 내리지 않은 것이다.

잎 마디에서 새눈이 자라기 시작하면 화분을 햇빛이 잘 드는 곳으로 옮겨 놓는다. 만일 텃밭에 삽목을 했다면 반그늘과 비닐 막을 치워버리면 된다. 삽수에서 뿌리가 내린 것이 확실하다면 정식(定植)할 때가 된 것이다. 이제부터는 재배요령에 따라 키운다. 식물학에서 뿌리가 없던 부분에 새로 나오는 뿌리를 부정근(不定根)이라 한다.

스테비아는 햇빛을 좋아한다. 그러나 여름에 태양빛이 너무 뜨거우면 화분이 빨리 건조하기도 하고, 지나친 고열은 식물체에 좋지 않다. 그러므로 햇볕이 잘 드는 밀폐된 방의 창가에 놓인 화분이라면 고온이 되지 않는 장소에 자리를 잡아주어야 할 것이다.

묘목을 텃밭이나 정원에 심으면 토양의 습기가 자연적으로 공급되므로 관수에 신경을 적게 써도 된다. 그러나 화분에 심어 두고 장기간 집을 비우거나 하여 관수하지 않는다면 말라죽을 위험이 있다. 그러므로 2-3일 이상 집을 비울 때는 정원에 내어 놓거나, 넓은 쟁반 위에 화분을 얹

어두고 쟁반에 충분히 물을 부어, 화분의 바닥 구멍으로 흡수가 일어나도록 해준다.

작은 화분에서 큰 화분으로 분갈이

일반적으로 삽목하고 8-10주가 지나면 뿌리가 완전히 내리므로 생장이 빨라지는데, 이때가 되면 묘목들은 큰 화분으로 옮겨 심어야 할 것이다. 만일 작은 화분에서 장기간 자란 것이 있다면, 이것도 큰 화분으로 분갈이해주어야 할 것이다. 만일 갈이를 제때 못해줄 상황이라면, 화분 가장자리의 흙을 적당량 긁어내고 그 자리에 퇴비가 섞인 새 흙을 채워준다. 이때 화분에서 들어내는 흙의 양은 뿌리가 다치지 않을 정도로 한다. 주의할 것은 충분히 썩지 못한 생거름을 준다면, 부패할 때 뿌리를 병들게 한다. 화원에서 판매하는 인공토양이나 배양토를 넣어주면 좋을 것이다.

스테비아 겨울나기

스테비아는 서울일지라도 일조시간이 짧은 겨울 동안 집안에서 건강하게 키울 수 있다. 다만 화분이 놓이는 장소는 햇빛이 잘 드는 창가여야 한다. 만일 그늘이 많은 곳이라면 인공조명을 해주면 겨울을 난다. 그러므로 잎이 필요하다면 겨울이라도 따서 이용할 수 있다.

아가리 폭이 25cm 정도 되는 화분에 4포기를 삽목하여 뿌리내리기에 성공하면 그대로 계속 키워도 될 것이다. 화분은 실외와 실내로 적절히 옮겨가면서 키운다.

여름 동안 텃밭이나 정원에서 키우던 스테비아는 서리가 내리기 전에 화분에 옮겨 심어 실내로 들여놓아야 겨울을 지낼 수 있다. 겨울을 앞두고 밭에서 키우던 것을 화분으로 이식할 때는 이식 전에 잎을 절반 정도 따주면 몸살을 적게 하고 안정될 것이다.

이식할 때는 뿌리에 붙은 흙이 가능한 부서지지 않도록 꽃삽으로 떠서 옮기도록 한다. 이때 화분의 구덩이는 폭 10cm, 깊이 20cm 정도 되도록 한다. 만일 오래 키운 묵은 스테비아 포기라면 보다 더 큰 화분이 필요할 것이다. 화분에 심었을 때 노지에서보다 조금은 더 깊게 묻어야 하며, 이식이 끝나면 물을 조금씩 몇 차례 나누어 뿌리 주면과 화분 가장

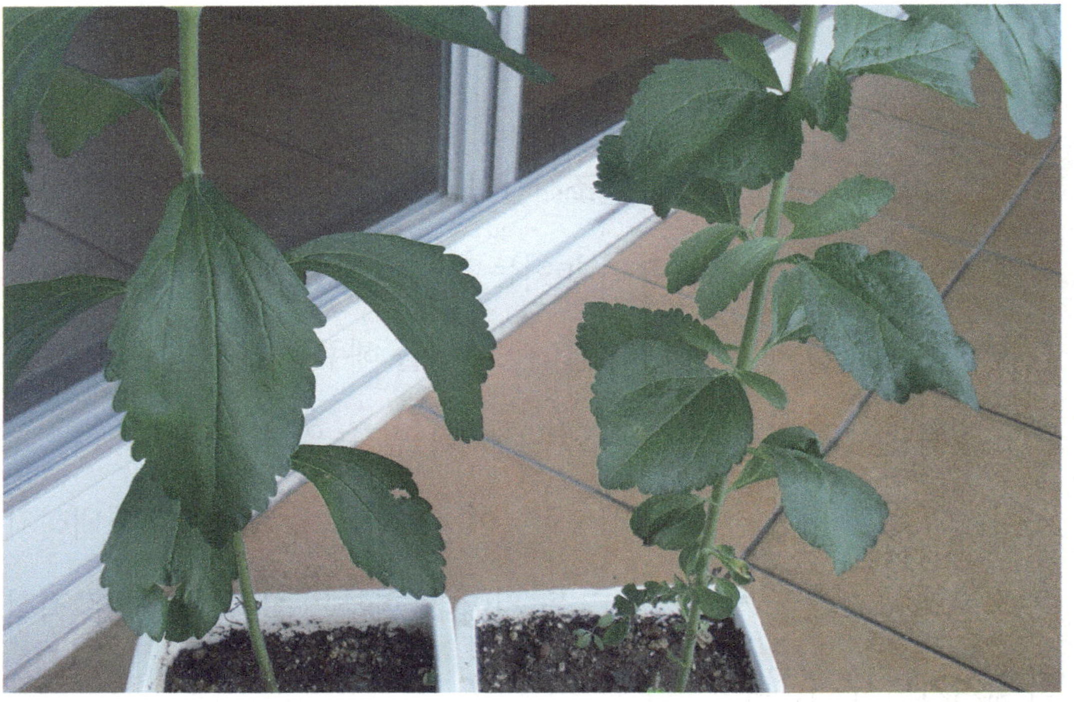

부정아의 발생 스테비아는 지하의 뿌리에서 새 눈이 자라나오기도 한다. 스테비아의 잎은 어려서부터 단맛을 가지고 있다.

자리에 고루 준다.

키운 지 1년 이상 되는 포기는 삽목을 하여 새로운 식물로 키우는 것이 더 무성하게 자라며, 잎 수확도 많다. 3-5년 정도의 다년생으로 키운 해묵은 포기는 뿌리와 줄기의 조직이 노화되어 수세(樹勢)가 좋지 못하므로, 생장이 늦고 잎 수확량도 감소한다. 젊은 묘목이라야 튼튼하고 잎도 풍성하게 매달리게 된다.

겨울 화분에 물주기

겨울 동안 일반 가정의 실내는 상당히 건조하기 때문에 화분의 물은 예상보다 빨리 건조하여 잘 마르게 된다. 겨울철 물주기는 매우 중요한 일이다. 물을 줘야 할 때가 언제인지 명확히 확인하려면 3가지 쉬운 방법이 있다.

첫 번째는 화분 표면의 흙이 건조해진 때이다.

두 번째는 흙속에 손가락 끝을 집어넣었을 때 손끝이 느끼는 습기에 대한 촉감으로 판단하는 것이다. 이것은 경험을 통해 알게 되고, 정확한 판단법이 될 것이다.

세 번째는 나무젓가락이나 이쑤시개를 화분에 5-7cm 깊이로 꽂아두었다가 그것을 뽑아보았을 때 흙에 묻혔던 부분이 말라있는지 축축한지 확인한다. 이것도 약간의 경험이 필요할 것이다. 젓가락이 젖은 정도를 보아 관수를 한다.

잎이 시들려 하는 기미가 보이면 물주기가 조금 늦었다고 할 수 있다. 그러면 곧 물을 주어야 할 것이다. 물주기는 겨울이라도 주의해야 한다. 물은 흙에 직접 부어주어도 되지만 화분받침 접시에 쏟아 화분 구멍을 통해 물을 흡수하도록 하면 더욱 좋은 방법이 된다. 앞에서도 말했지만,

물을 줄 때는 잎에 물이 떨어지지 않도록 한다. 스테비아는 싱싱한 잎의 수확이 목적이므로, 물주는 동안 잎이 물리적 손상을 입지 않도록 해야 한다. 노지에서 자라는 경우, 우박만 아니라면 빗방울은 잎을 상하게 하지 않을 정도이다.

물 주는 양은 화분의 크기라든가, 실내 온도, 실내 습도, 일조시간 등에 다를 것이다. 이것은 화분과 식물체를 관찰하여 경험으로 정해야 할 것이다. 화분 크기가 작으면 큰 화분보다 더 자주 물을 주어야 할 것이다.

인공조명 어떻게 하나?

일조시간이 짧은 겨울 동안 실내에서 인공조명을 해주려면, 형광등 아래에 두면 될 것이다. 형광등에서는 식물의 생장에 효과적인 파장의 빛이 나온다. 인공 조명하는 시간은 하루 15시간 정도이면 충분하다. 그리고 실내온도가 섭씨 13도 이상으로 유지되면 식물체는 여름에 비할 수는 없지만 생장을 계속한다.

봄이 오면 지하의 묵은 뿌리에서 새 싹(슈트)이 자라나온다. 때로는 죽은 듯이 보이는 것에서도 새 눈이 돋아 자라기 시작한다. 그러므로 화분에서 지상부가 말라버렸더라도 뿌리는 생존하고 있을 가능성이 있으므로, 일조시간이 길어지고 기온이 높아지는 봄을 기다려보기 바란다. 기온이 높아지면 더 이상 인공조명은 하지 않아도 될 것이다.

서리가 내릴 염려가 없는 시기(5월 초)가 되면, 화분의 스테비아를 노지에 옮겨도 좋은 때이다. 화분 속에서보다 아무래도 실외 정원이나 텃밭이 생장 여건이 좋다. 스테비아를 겨울에는 실내로, 봄에는 실외로 옮겨가며 키운다면 1년생이 아니라 다년생으로 키우게 된다. 그러나 늙은 식물체는 뿌리와 줄기의 조직이 노화하여 잎 수확량이 감소한다.

씨앗으로 묘목을 키울 때

스테비아는 좋은 씨만 구할 수 있다면 파종하여 키우기 좋은 식물이다. 그러나 씨를 구하기 어렵고 발아율도 낮아 이제까지는 주로 삽목으로 묘목을 생산해왔다. 최근 미국 '노드 미주리 주립대학'의 스테비아 연구실에서 행한 실험에 의하면(참고문헌 5), 종피가 검은 씨일수록 발아율이 좋으며, 평균 70%가 발아한다고 했다.

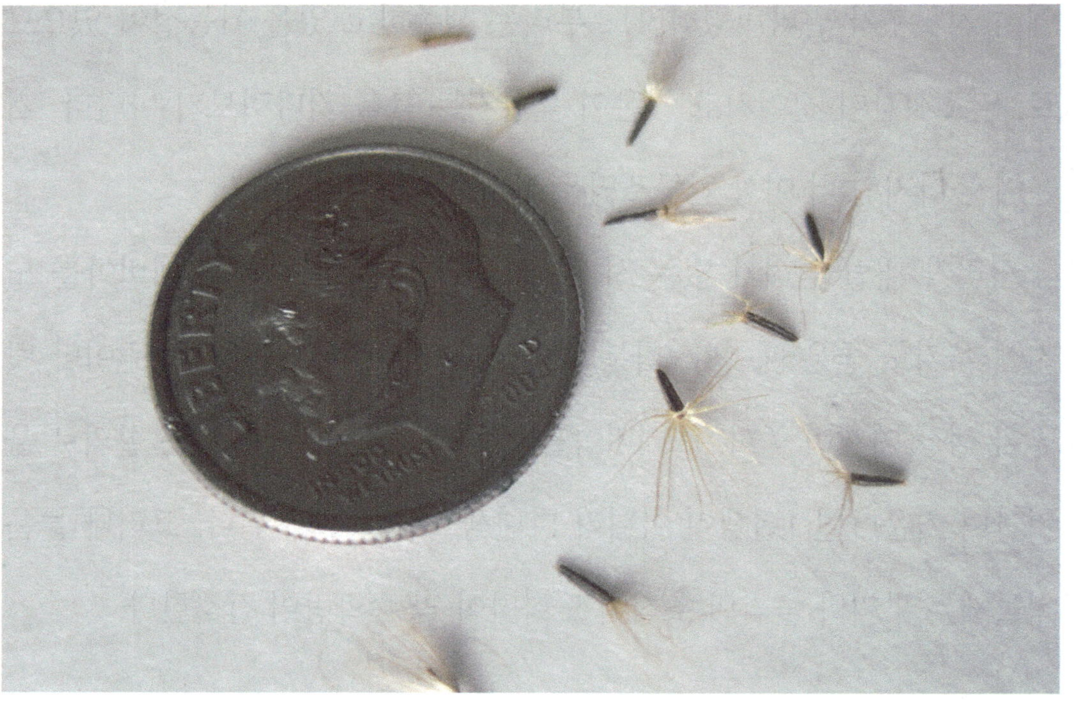

스테비아 씨 1센트 동전 옆에 스테비아의 작은 씨들이 흩어져 있다.

파종할 흙과 재배준비

스테비아는 유기물이 많이 포함된 사질점토에서 잘 자라며, 다른 허브나 채소처럼 관리하면 될 것이다. 다만 이 식물은 건조한 환경을 싫어하면서, 침수 상태에도 민감하다. 그러나 산성 땅에서는 비교적 폭넓게 견디는데, 그들의 원산지 토양이 산성이다.

좋은 밭흙

모래땅이나 비료기가 부족하여 식물이 잘 자라지 못하는 땅을 개량하려면, 퇴비를 충분히 넣고 충분히 갈고 다듬은 밭에 경작하는 것이다. 퇴비는 손수 만들 수도 있고 구입할 수도 있다. 비가 오고난 뒤에 흙이 단단하거나, 비온 뒤에 물 빠짐이 늦다면 스테비아에게 좋은 흙이 아닐 것이다. 이런 경우에는 고랑은 깊게, 두덕은 높게 만들어 그 위에 재배하면 될 것이다. 재배에 적합한 흙은 흙덩이를 땅에 떨어뜨려 보거나, 손으로 쥐었을 때 쉽게 부서져야 한다. 지역 대학이나 농업기술센터에 부탁하면 토양검사를 받을 수 있다.

퇴비 만들기

퇴비는 잡초나 짚 등을 잘게 썰어서 쌓아두고, 뒤집어주기를 몇 차례 오랫동안 끈기 있게 해야 된다. 비가 2-3주간 오지 않아 퇴비더미가 마르면 더미에 물을 뿌려 잘 부패하도록 한다.

밭 만들기

준비된 퇴비나 비료를 밭 전체에 골고루 뿌린 뒤에, 땅을 깊게 갈면서 흙을 잘 고른다. 이 작업은 비가 금방 내려 젖어 있을 때보다 2-3일 지나 흙이 약간 말랐을 때 해야 쉽게 밭이 갈아진다.

밭의 폭은 대개 1-1.25미터로 하고, 고랑을 충분히 넓고 깊게 만들어야 한다. 밭의 가장자리는 벽돌, 목재 또는 플라스틱 등으로 가로막아 무너지지 않게 하면 더욱 좋다. 이와 같이 하면 고랑에 자라난 잡초가 밭으로 들어오는 것을 막는데 도움이 된다. 가장자리 설치를 하지 않은 경우에는 자주 보살펴야 된다.

비료주기

스테비아는 거름을 지나치게 좋아하는 식물은 아니므로, 처음 밭을 갈 때 퇴비를 넣었으면 수확 때까지 더 이상 주지 않아도 된다. 화학비료를 주면 너무 빨리 자라 스테비오사이드 함량이 떨어지고 병충해에 약하게 될 것이다. 화학비료를 쓸 경우 질소, 인산, 칼륨의 균형을 유지해야 되며, 질소분보다 인과 칼륨을 조금 더 많이 공급해야 된다.

녹색거름

콩과식물과 같은 녹비(綠肥) 작물은 흙의 구조적 특성을 증진시킬 수 있고 유기질 함량을 높여준다. 보리, 밀 같은 곡류작물을 밭에 키우면 가느다란 뿌리가 그물처럼 퍼져가면서 주변 흙의 구조적 특성을 개선해 준다. 자운영과 보리는 서늘한 기후에 잘 자라는 녹비식물이다. 겨울 동안 보리를 키우다가 갈아엎으면 2-3주 사이에 유기물질이 풍부해지므로 스테비아를 잘 재배할 수 있다.

파종하는 요령

화분에 직접 파종해도 무관하지만, 플라스틱으로 만든 파종용 묘판(화원에서 구함)에 인공토나 배양토를 담아 파종하면 나중에 이식할 때 편리하다. 소수의 씨를 뿌릴 것이라면 삽목 때처럼 종이컵에 흙을 담아 뿌려도 편리하다. 화원에서 플라스틱 묘판을 구입할 경우, 구멍 6개짜리 12개를 준비한다면 72개의 묘를 키우게 될 것이다.

파종 시기는 서리가 내리지 않는 5월 초 이후가 좋다. 파종 후 8-10주일 후에는 이식해야 할 것이므로, 개인의 일정을 감안하여 파종 날을 결정한다.

1. 파종하기 전에 묘판의 흙에 충분히 물을 주면서 표면을 고른다. 묘판 바닥 구멍을 통해 물이 스며들도록 하는 것이 더 이상적이다.
2. 발아율을 높이도록 좋은 씨를 선발한다. 씨는 검은색이고 단단하며, 깨트려보았을 때 흰색이어야 건강한 씨눈을 가지고 있다.
3. 씨는 구멍마다 1-3개를 3-5mm 깊이에 심고 잘 덮는다. 이때 젓가락, 핀셋, 이쑤시개 등을 파종 도구로 사용한다. 해묵은 씨앗은 발아율이 낮을 것이므로 더 많은 수를 뿌려야 된다.
4. 씨를 흰 종이에 부어 놓고 좋은 것을 고른다. 씨앗은 너무 작아 다루기가 어려우나, 이쑤시개의 끝을 물에 적셔 씨앗에 대면 잘 붙으므로 그대로 흙으로 옮기면 편리하다. 일반 흙이라면 조금 더 얇게 덮어 준다.
5. 파종한 씨판 위에 스프레이로 안개처럼 물을 뿌려 씨가 물에 충분히 젖도록 하고 흙 표면도 골라준다.
6. 묘판 위를 비닐(미니 비닐하우스)로 덮어주면 습기가 잘 보존되며, 내부 기온도 따뜻하게 된다. 묘판 위에 형광등이 켜져 있거나 햇빛이

비치더라도 발아에는 지장이 없다. 비닐을 덮을 때는 통풍이 되도록 작은 틈을 남긴다. 묘판 옆에 온도계를 두면 관리가 편리하다. 발아 최적 온도는 섭씨 24-27도이다.

7. 파종 후 7-14일 지나면 절반 이상의 묘판에서 새싹이 올라오기 시작한다. 화분 하나에 묘목 한 포기씩 키우도록 해야 묘가 건강하게 자라고, 이식할 때도 편리하다. 그러므로 2-3개의 새싹이 나온다면 건강한 것만 남기고 나머지 싹은 가위로 잘라 버리는 것이 좋다. 손으로 뽑으면 이웃 싹까지 한꺼번에 뽑히면서 뿌리가 상한다.
8. 발아한 후에는 덮어두었던 비닐을 벗겨내고, 묘판이 너무 습하지 않도록 한다.
9. 햇빛이 잘 비치는 곳에서 키가 10-13cm 정도 자라면 화분으로 정식한다. 만일 형광등 밑에서 발아시키려면 형광등 높이를 1.5m 정도로 하고 하루 15시간 정도 조명한다. 발아하고 나면 형광등의 높이가 키가 큰 묘목으로부터 1.5m 위가 되도록 조절한다.
10. 묘목을 키우는 동안 토양이 건조하지 않도록 관리한다. 발아를 기다리는 동안 비료를 더 줄 필요는 없다.
11. 묘목 상태에서 곁가지들이 나오게 하려면, 앞의 장에서 말했지만 발아한 묘의 키가 13cm 정도 되었을 때 줄기 끝(슈트의 끝)을 2.5-

5cm 정도 가위로 잘라준다. 그러면 묘목의 남은 잎 마디에서 곁가지들이 자라나게 된다.

12. 파종일로부터 8-10주일 지나면 텃밭이나 화분으로 옮겨 심도록 한다.

스테비아는 남향집 창가에서 재배하더라도 발아한 묘목을 6개월 키우면 키가 최대 1m 가까이 생장한다. 이만큼 자란 한 포기의 잎을 수확하여 말리면 110그램 정도의 건조 잎을 얻을 수 있다.

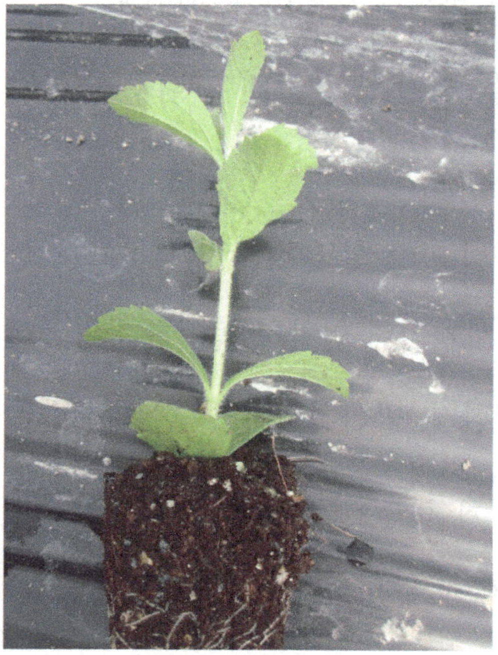

실생묘 씨로부터 육성한 묘목을 실생묘(實生苗)라 한다. 사진은 스테비아의 실생묘이다.

오늘날에는 스테비아를 재배하는 나라가 한국을 비롯하여 중국, 타이완, 타일랜드, 말레이시아, 필리핀, 베트남, 브라질, 컬럼비아, 페루, 우루과이, 파라과이, 이스라엘 등으로 늘어났으며, 최대 생산 및 수출국은 중국이다.

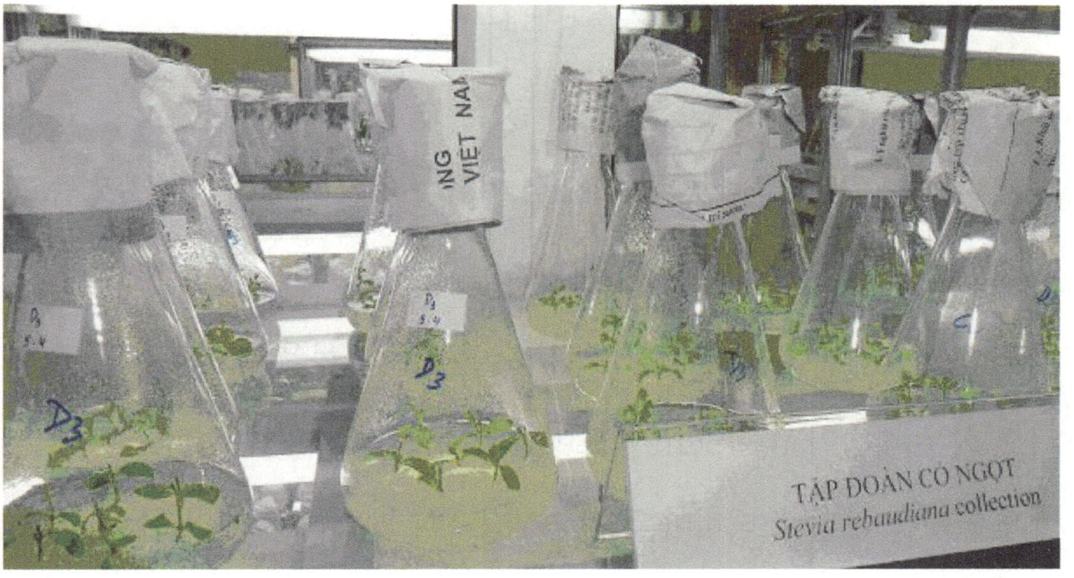

시험관 배양 베트남의 Global Stevia Corp의 연구실에서는 시험관 속에서 스테비아의 묘목을 대량 생산하고 있다.

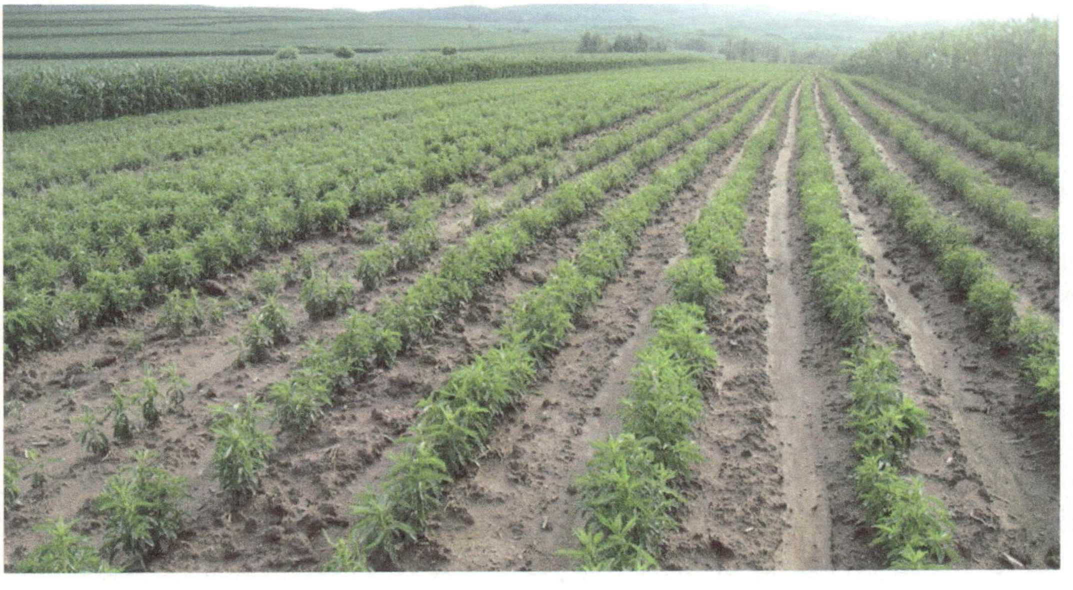

스테비아 농장 실생으로 키운 스테비아 묘목이 밭에서 무성하게 자라고 있다.

이식 전 묘목 강화 훈련하기

묘판의 묘목을 본밭이나 화분으로 이식하려면, 이식하기 4-7일 쯤 전에 묘판을 실외로 들어내어 외부 환경에 미리 적응하도록 하면 좋다. 이를 묘목의 '강화 훈련'이라 한다. 강화 훈련된 묘목을 화분에 심을 것이라면 화분 직경이 10-13cm 정도이면 한 포기씩 키울 수 있다.

인터넷을 보면 스테비아를 친환경적으로 재배하는 매니아들을 만나게 된다. 그런 분들과 연락하면 조언과 직접적인 도움도 받을 수 있을 것이다.

씨를 장기보관하려면

스테비아는 채종하고 나서 6개월 이내에 파종하지 않을 것이라면, 작은 밀폐 용기에 담아 건조하고 저온인 조건에서 보관해야 장기간이 지나도 발아율이 나빠지지 않는다. 씨를 담은 병 안에는 실리카겔을 넣어두면 좋다. 건조식품 등에 넣어두는 실리카겔 봉지를 조사해 보면, 건조한 상태일 때는 청색이다가 습기를 먹으면 분홍색으로 변한다. 이렇게 변색

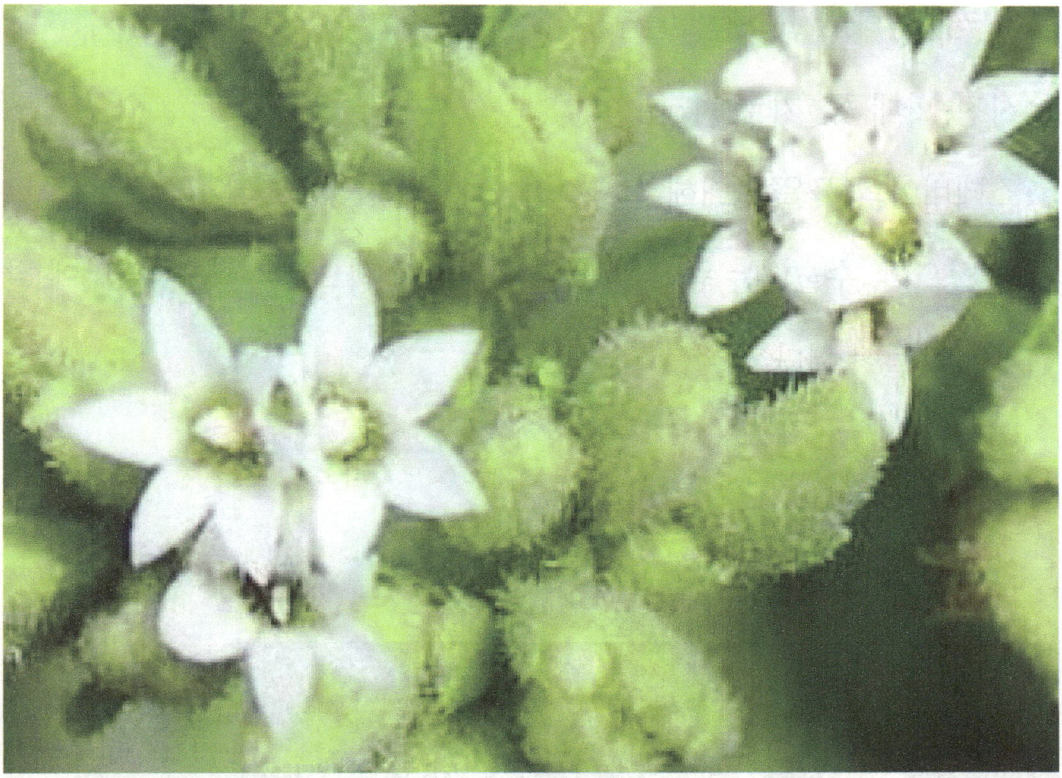

스테비아꽃 스테비아의 꽃은 직경이 4~5mm 정도로 작다. 온도가 따뜻하면 겨울에도 꽃을 피우지만 결실은 어렵다.

된 것이라도 불에 잠시 쬐거나 전자렌지에 넣어 1분 정도 건조시키면 다시 말라 청색으로 돌아온다. 이렇게 하면 몇 번이고 재사용할 수 있다.

씨앗 병은 어둡고 찬 냉장고에 보관한다. 실험에 의하면 건강해 보이는 씨를 선발하여 7년 간 냉장고에 보관한 것도 대부분 발아한다고 했다. 그러나 실온에서 그대로 보관한 씨는 7개월 후에 파종했을 때 발아율이 75%였다고 한다.(참고문헌 5).

사진-확대 꽃 /가로 11cm

스테비아의 꽃을 확대해본 사진이다. 흰색의 암술머리가 꽃잎 밖으로 나와 있으며, 수술대는 종자에 붙은 상태로 갈색으로 변하며, 바람에 날려가는 깃털이 된다.

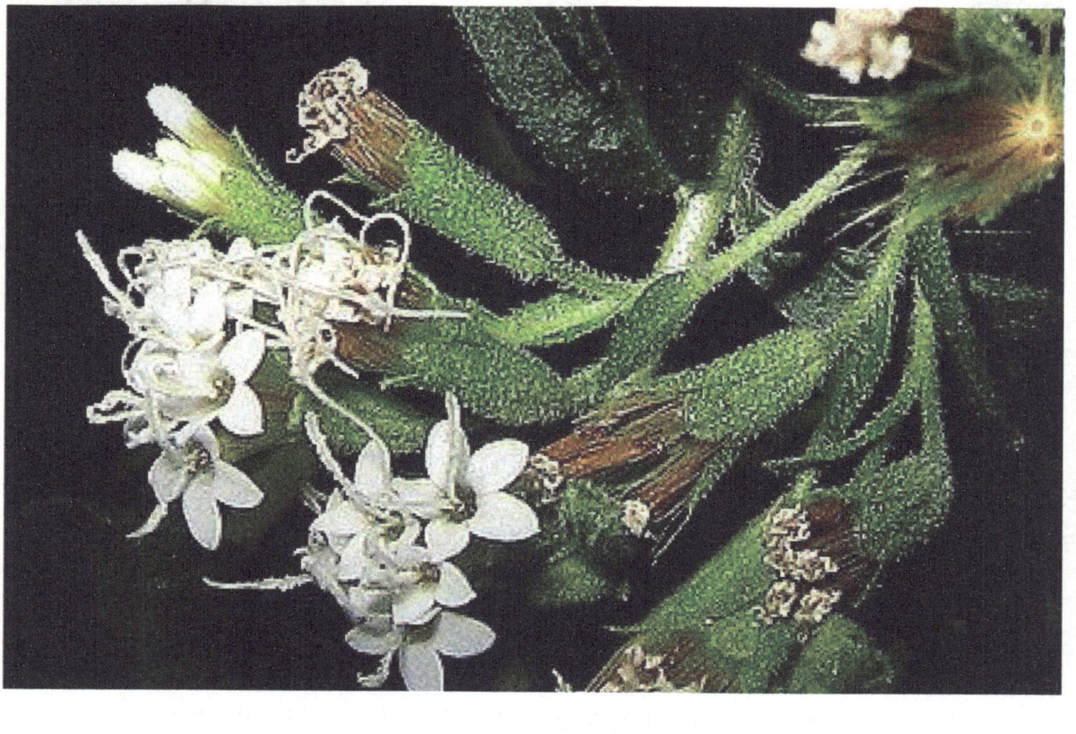

확대 꽃 스테비아의 꽃을 확대해본 사진이다. 흰색의 암술머리가 꽃잎 밖으로 나와 있으며, 수술대는 종자에 붙은 상태로 갈색으로 변하며, 바람에 날려가는 깃털이 된다.

묘목과 씨앗 구입하려면

우리나라의 꽃집에서는 스테비아를 구하기 쉽지 않다. 인터넷을 통해 취미로 재배하는 사람과 연락하여 묘목을 분양받을 수도 있을 것이다. 스테비아는 잘 자라고 삽목으로 번식시키기 쉬우므로 한 화분만 잘 키워도 금방 여러 화분으로 늘일 수 있다.

스테비아 씨앗을 취급하는 종묘상이 몇 곳 있다. 그러나 값이 매우 비싸기도 하지만, 잘 보이지도 않을 정도로 작은 씨는 발아하지 못하는 것이 많아 묘목을 얻는데 실패하기 쉽다.

스테비아는 채종(採種)도 쉽지 않다. 스테비아의 씨는 직경 0.5mm, 길이 3mm 정도로 길죽한 막대 모양이며, 막대 끝에 12개 정도의 깃털이 마치 민들레 씨의 깃털처럼 무더기로 붙어 있다.

제5장

잎의 수확, 보관, 가공

잎 수확과 건조 | 잎 말리는 요령 | 가공된 잎을 구입하려면 | 감미(스테비오사이드) 성분 추출법 | 건잎 가루 만들기(그린 스테비아 파우더) | 술로 스테비아 엑기스 만들기 | 스테비오사이드 성분 정제하기

스테비아의 잎은 금방 수확하여 마르지 않은 상태일지라도 달콤하고 향긋한 차를 만들어 마실 수 있다. 차를 다리는 방법은 특별하지 않다. 주전자에 잎을 넣고 2-3분간 끓이기만 하면 차가 된다. 스테비아의 감미는 가열해도 파괴되지 않는다.

스테비아 잎은 곡식이나 과일과 달리 씨가 익을 때까지 기다릴 필요가 없으므로, 잎만 잘 자랐으면 언제라도 수확할 수 있다. 푸른 잎에는 크기와 관계없이 감미 성분이 생성되어 있기 때문이다.

잎 수확과 건조

스테비아는 개화가 시작되는 늦여름과 초가을 경에 제일 무성하고 잎에 포함되는 감미(스테비오사이드)의 양도 많기 때문에 일반적으로 이 시기에 잎을 수확한다. 잎은 줄기에 매달린 것을 모조리 수확할 수도 있고, 또 계획에 따라 지면에서부터 15cm 정도 높이에서 잘라내어 위 부분의 잎만 수확할 수 있다. 이런 경우는 남겨놓은 줄기를 그대로 한 해 더 키우도록 할 때(다년생 재배)이다.

잎 말리는 요령

1. 줄기의 뿌리 가까운 부분을 전정가위로 잘라낸다.

2. 줄기를 2개씩을 하나의 묶음으로 만들어 줄기 밑 부분을 고무 밴드로 묶는다. 이렇게 하면 빨래줄에 널어 말리기 편한다. 묶음 가운데를 양쪽으로 나누어 그대로 걸어두어도 되지만, 바람이 불거나 하면 떨어지게 된다. 그러므로 매달린 다발은 빨래집게로 집어두면 안전하다.

3. 스테비아 잎은 두텁지 않기 때문에 통풍이 좋고 볕이 드는 곳에 널어두면 2-3일이면 바싹 마른다. 잎이 충분히 말랐으면 손으로 훑어 잎을 따고 줄기는 따로 모아둔다. 줄기에는 감미성분이 없으므로 버려도 좋으나, 스테비아 줄기도 퇴비를 만드는데 이용할 수 있다(농업 이용편 참조).

만일 수확 후에 계속 비가 내리거나 볕이 나지 않는 경우에는 고추를 말리는 인공 건조기를 이용하여 되도록 빨리 건조시키도록 한다. 시든 잎을 습한 상태로 여러 날 두면 부패하기 시작한다.

4. 건조된 잎은 적당한 용기에 담아 보관해두고 필요할 때 들어내어 차를 끓인다. 잎 그대로 보관하면 부피가 많으므로, 마른 잎을 믹서기로 분쇄하면 분말 상태로 만들 수 있다.

잎 그대로이든, 잎 가루이든 건잎을 보관하는 용기는 습기가 들어가

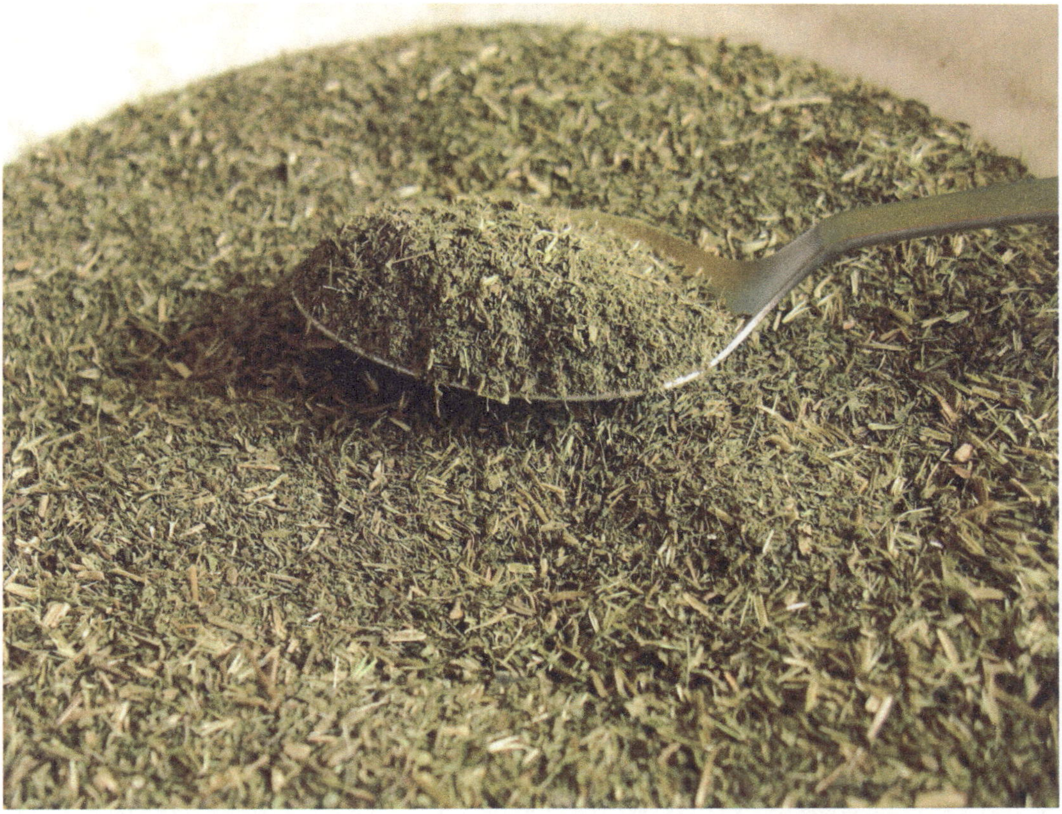

분쇄가루 말린 스테비아 잎을 믹서기로 분쇄한 것이다. 분쇄 때 드러나는 거친 잎맥은 제거한다.

지 않는 것이어야 하고, 용기 내부에는 실리카 겔을 넣어 건조한 상태로 보존한다. 잎이 담긴 용기는 실온(섭씨 20~25도) 상태에서 햇빛이 들지 않는 곳에다 둔다. 용기 내부에 수분과 햇빛이 들어가지 않는다면 여러 해 보관될 것이다.

가공된 잎을 구입하려면

건조시킨 잎을 밀폐 용기에 담았다면, 이것으로 스테비아 차를 끓일 준비가 된 것이다. 차는 스테비아 잎만 넣어도 되고, 다른 향이나 성분을 가진 허브를 함께 넣어 다릴 수도 있다. 가루로 만든 잎을 넣을 때 더 빨리 감미가 울어난다. 직접 집에서 스테비아를 재배하여 건잎을 마련하지 못하는 경우라면, 백화점이나 쇼핑센터, 건강식품점, 인터넷의 G마켓 등에서 구할 수 있다.

감미(스테비오사이드) 성분 추출법

스테비아 잎에서 추출한 액은 음료수나 다른 음식의 단맛을 내는데 편리하게 쓸 수 있다. 판매점에서 구입하는 추출액은 대부분 장기저장을 목적으로 알콜이나 글리세린으로 추출한 것이다. 이런 약품을 쓰지 않고 가정에서 만드는 방법을 소개한다. 주방에서 추출하여 냉장고에 넣어두면 약 1주일 동안 보관해두고 차를 끓일 수 있다.

끓는 물로 추출하기

스테비아의 감미를 물로 추출하려면 다음과 같이 하면 된다.

1. 마른 잎 반 컵
2. 물 1컵
3. 위의 양(또는 같은 비율로)을 차 냄비에 넣고, 약한 불 위에서 내용물을 살살 저으면서 끓인다.
4. 끓어서 기포가 오르기 시작하면 불을 끄고, 뚜껑을 덮고 40분 정도 두면 스테비오사이드가 울어난다. 이 과정에 멸균도 거의 이루어진다. 너무 오래 끓이면 비타민류가 많이 파괴될 염려가 있다.
5. 식은 후에 뚜껑이 있는 깨끗한 유리 용기에 그대로 담아 냉장고에 보관한다.
6. 저장된 액을 원하는 양만큼 찻물에 따루어 마신다. 이 상태로 2주일 정도는 사용할 수 있다.

건잎 가루 만들기(그린 스테비아 파우더)

1. 건잎을 가루로 만들 때는, 마른 잎을 믹서에 넣고 뚜껑을 잘 덮은 뒤, 약 30초 정도 고속으로 회전시키면 될 것이다. 믹서가 없으면 부엌의 절구를 사용하여 찧으면 쉽게 분말로 만들 수 있다. 잎이 얇기 때문에 찧으면 곧 가루가 되고, 부서진 잎 가루 사이에 거친 잎맥들이 드러난다. 이들은 체로 걸러 제거하는 것이 좋은데, 거친 잎맥을 씹어보면 감미가 별로 없다.
2. 믹서의 회전이 끝났더라도 즉시 뚜껑을 열면 가루 먼지가 밖으로 나오므로 2-3분 정치(定置)하여 먼지를 가라앉힌 후 뚜껑을 연다.

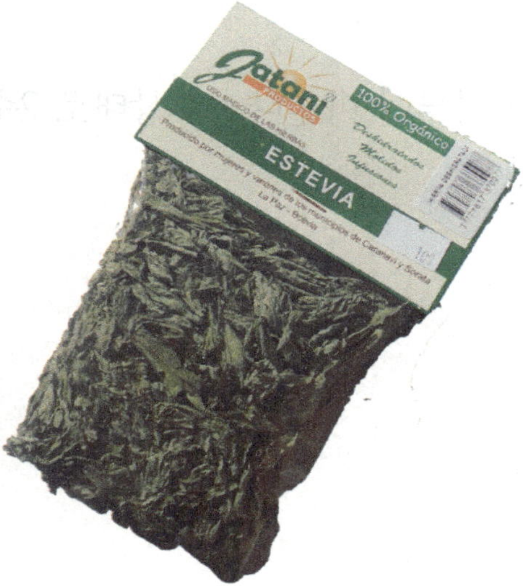

잎상품 볼리비아에서 생산하여 제품으로 판매하는 스테비아 건조 잎이다.

3. 건잎 가루는 밀폐 유리병에 담아 어두운 곳에 두면, 냉장고에 넣지 않더라도 2년 이상 향내까지 그대로 보존할 수 있다. 냉장고에 넣으면 뚜껑을 열고 꺼낼 때마다 건잎 가루가 습기를 먹게 되어 오히려 습해질 위험이 있다.
4. 분말 건잎으로 1컵의 차(코피)를 만들 것이라면, 뜨거운 찻물에 가루를 1-2스푼 넣으면 2-3분 사이에 충분히 단맛이 울어난다. 스테비아 잎 가루는 물밑으로 가라앉는다. 이 차에서는 단맛 외에 꿀이나 사탕수수가 가진 독특한 향이 조금 풍긴다.
5. 스테비아 잎을 우려낸 찻물은 옅은 녹황색을 띤다. 이것은 잎의 엽록소가 녹아나온 때문이다.
6. 가정에서 장만한 가루 잎이 아니고, 구입한 상품이라면 사용할 만큼 컵이나 접시에 들어내 놓고, 병은 뚜껑을 잘 하여 건조한 암소(暗所)에 보관한다. 밀폐가 가능한 비닐 팩에 담아두어도 몇 달 동안은 잘 보존된다.

술로 스테비아 엑기스 만들기

스테비아 성분은 술(알콜) 속에서도 용출되기 때문에 스테비아 술을 만들 수 있다. 다음은 알콜 농도가 높은 술(보드카, 고량주 등)을 이용하여 농도가 진한 스테비아 엑기스(Stevia extract)를 제조하는 방법이다.

1. 금방 딴 스테비아 생잎보다는 건조시킨 잎(분말로 가공한 것도 무방)이 좋다.
2. 유리병에 스테비아 잎을 3분의 1 정도 넣고, 술을 가득 채운다.
3. 이 상태로 24시간 두었다가 천으로 만든 필터로 잎 가루를 걸러낸다.
4. 스테비아 잎의 감미 성분은 술에 용해되어 있다. 이 용액을 냄비에 부어 낮은 온도에서 20-30분 데우면 알콜 성분이 날아가고 농도가 진한 스테비아 엑기스가 된다.
5. 엑기스를 냉장고에 보관하면 90일 정도 변질 없이 사용할 수 있다. 엑기스를 소량 들어낼 때는 몇 방울씩 덜어내도록 스포이트를 사용하는 것이 편리하다.

스테비아의 감미는 뜨거운 물에서 우려내어도 잘 용출(溶出)된다. 찻물에 넣을 양은 선호하는 감미 정도에 따라 경험으로 정해야 할 것이다.

스테비오사이드 성분 정제하기

식품점에서 판매하는 정제 분말에는 글리코사이드(스테비오사이드) 성분이 80-95% 포함되어 있고, 이 외에 말토덱스트린이라는 탄수화물을 미량 첨가하고 있다.

가정에서는 스테비오사이드 100% 정제품을 만들게 된다. 정제 방법은 특별히 설명할 내용도 없다. 잎을 우려낸 후, 그 물만 걸러내어 건조시키면, 소금이 만들어지듯이 결정체 분말만 남는다.

가정에서 이런 작업을 하려면 복잡하고 건조 시간이 많이 걸리며, 그 사이에 변질할 수 있기 때문에 권유하기가 어렵다. 가정에서는 말린 잎 그대로 또는 가루 잎을 설탕처럼 사용하는 것이 편리하다.

제6장

농업에 활용되는 스테비아 비료와 사료

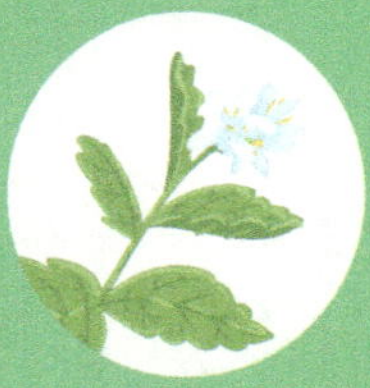

농업에 이용되는 스테비아 | 밥맛이 뛰어난 스테비아 쌀 | 스테비아 비료의 놀라운 효과 | 한국의 스테비아 유기농 | 스테비아를 가축 사료로 사용한 효과 | 한국의 스테비아 농장 현황

스테비아가 다른 식물과 달리 스테비오사이드 성분을 가진 이유는 무엇일까? 이 의문에 대해 관계자들은 스테비아의 진한 감미 성분이 해충의 접근을 방지해주는 '자연 방어기구 역할'을 한다고 주장하고 있다. 이를 뒷받침하는 이유는 유기농(organic gardner) 경작자들의 재배 성과에서 나온다.

일부 유기농가에서는 스테비아 잎이나 식물체를 썩힌 퇴비를 밭에 뿌려주었을 때, 진디물을 비롯하여 다른 해충이 잘 접근하지 않는다는 것을 알고 있다. 어떤 재배자는 스테비아가 자라는 밭에는 메뚜기가 오지 않는 것을 발견했다.

농업에 이용되는 스테비아

스테비오사이드 제품을 생산하는 사람들은 잎에서 감미 성분을 추출하고 나면 그 찌꺼기는 퇴비로 사용했다. 그런데 이 찌거기에 '활성 산소'를 억제하는 '항산화 활성'이 있다는 것이 알려졌다. 이 사실은 일본 'JBB 스테비아' 연구소의 미야자키 사토우 나오히코(佐藤直彦) 소장의 13년간에 걸친 연구 결과로 밝혀진 것이다.

나오히코 소장은 〈스테비아 파워-혁명〉과 〈스테비아 초草의 비밀〉이라는 책을 통해 스테비아의 효능에 대해 많은 사실을 밝혔다. 또한 그는 〈일본의 식량혁명〉이라는 저서에서 스테비아를 농업에 이용하여 식량을 증산하고 환경을 개선할 수 있다고 주장하면서 여러 작물에 대한 결과를 소개했다.

농업에 이용되는 스테비아

일본의 농업과학 저널리스트인 미야자키 타카노리씨는 〈일본식량혁명〉이라는 저서에서 감미를 추출하고 남은 스테비아 잎 찌꺼기를 식물재배에 이용했을 때 나타나는 여러 가지 놀라운 효과를 설명하고 있다. 그 내용의 일부를 소개한다.

밥맛이 뛰어난 '스테비아 쌀'

작물이 잘 자라자면 흙이 좋아야 한다. 그런데 오늘날 농약이라든가 화학비료의 사용이 많아짐에 따라 생명력을 상실한 토질로 변했다. 흙은 유용 미생물이 가득 번성하고 있어야 건강한 토양이다. 예부터 과일이나 야채는 좋은 토양에서 자란 것이어야 맛이 있다. 토양이 좋으면 지렁이가 왕성하게 자란다. 지렁이는 분해되지 않은 유기물을 먹고 소화(분해)시킨 상태로 배설하므로 뿌리는 영양을 흡수하기 좋아진다. 그래서 지렁이가 많이 사는 땅은 비옥해진다.

토양 전문가의 설명에 따르면, 작물의 뿌리는 탄수화물, 아미노산. 유기물, 효소 등을 포함한 근산(根酸)이라는 분비물을 외부로 배출하고 있는데, 이것은 뿌리 주변의 미생물들에게 영양분이 된다. 그러면 근균(根菌) 미생물이 잘 증식하여 아미노산, 효소 등을 분비하므로 뿌리는 영양을 잘 흡수하게 되는 동시에 토양의 병원균으로부터 뿌리를 지켜주기도 한다.

씨가 발아하여 줄기가 지상으로 생육하면 식물체는 면역력도 강해지고, 뿌리 주변은 유용한 미생물로 둘러싸여 보호받게 된다. 반면에 유해균은 세력을 확장하지 못하게 되므로 식물이 건강하게 자랄 수 있다. 토양 속의 미생물(근균) 중에는 공기 중의 질소를 흡수하여 이것을 식물의 뿌리가 빨아들이도록 하는 것도 있다.

그런데 현대 농업에서는 토양에 질소(화학비료)를 과다하게 공급하고 있다. 토양에 질소 비료를 주면 식물은 빨리 자라지만, 공기 중의 질소를 흡수하는 균들의 증식을 억제하게 된다. 이것은 토양을 악화시키는 이유가 된다.

인공비료를 주어 작물의 생장을 촉진시키는 동시에 제초제라든가 살충제까지 살포하면 토양은 차츰 유용 미생물이 살기 어려운 죽은 땅이 된다. 이런 흙에서는 식물의 뿌리가 영양분을 흡수하기 어려워지고, 작물은 본래의 맛과 향이 떨어지며, 비타민이라든가 무기영양분도 감소하게 된다. 또한 그러한 땅에서는 지렁이도 살기 싫어한다. 이런 조건에서 자라는 작물은 항산화작용이 현저히 감소되고 만다.

더 큰 문제는 화학비료 중의 인(燐)과 황(黃)이 포함된 성분이 산화물이라는 것이다. 이들은 토양 중에서 물에 녹아 다른 무기 원소와 결합하여 염류가 되면서 토양에 축적되는데, 그 농도가 높아지면 식물은 물을 흡수하기 어려워져 고사하게 된다. 이를 염해(鹽害)라고 말한다.

스테비아 비료의 놀라운 효과

오늘날에는 작물을 촉성재배할 목적으로 호르몬제를 흔히 사용한다.

이러한 물질이 인체로 들어가 축적되면 생체 기능에 악영향을 주기도 한다. 또 염려되는 것은 잔류한 유해 성분은 모태(母胎)를 통해 다음 세대까지 영향을 줄 수 있음이 실증되고 있는 것이다.

그런데 스테비아는 건강식품일 뿐만 아니라 유기비료로서 큰 효과가 있음이 알려지고 있다. 예를 들어 사과라든가 귤에 스테비아 잎을 섞어 발효시킨 퇴비를 주어 키운 것은 당도가 30% 가량 높아지고, 품질이 좋은데다가 비타민, 아미노산, 미네랄도 많아진 결과를 나타낸 것이다.

일본의 몇 농가에서는 스테비아 잎을 건조하여 만든 분말(粉末)을 혼합한 토양개량제(스테비아 비료)를 생산하고 있다. 이런 스테비아 비료를 살포한 논에서 자란 벼는 밥맛이 매우 좋다는 것을 알게 되었고, 이를 '스테비아 쌀'이라 부르고 있다. 스테비아 쌀의 특징은 다음과 같다고 소개되고 있다.

1. 찰기가 증가하고 감미가 높으며, 밥을 지을 때 풍기는 냄새가 좋다.
2. 보온상태로 장시간 두어도 변색하지 않고, 보송보송한 상태가 지속된다.
3. 밥이 식더라도 밥의 윤기가 없어지지 않는다.

이런 평(評)은 주관적인 면이 있다. 스테비아 쌀에 대한 객관적인 관찰도 이루어졌다. 일반적으로 밥은 맛, 향, 찰기, 외관(外觀), 단단함 등으로 평가된다. 곡물검정을 할 때는 이 5가지 외에 수분, 단백질 함량도 측정한다.

스테비아 쌀을 먹으면 알레르기 현상이 감소한다는 보고도 있다. 그것이 사실이라면 스테비아의 성분은 이물질(異物質)에 대한 반응으로 생겨나는 히스타민을 해독하는 작용이 있을지 모른다. 최근 일본의 일부 지역(新瀉縣 鹽澤町)에서는 스테비아 쌀을 일반미보다 거의 2배 값으로 팔기도 한다.

스테비아 쌀에 대한 뉴스가 알려지면서, 일부 농가에서는 스테비아를 첨가하여 발효시킨 비료를 이용하여 토양의 개량과 증산을 시도하는 실험도 이루어지고 있다.

한국의 스테비아 유기농

우리나라에는 2001년에 설립된 '한국스테비아(주)'(전북 정읍시 입암면 접지중앙길 134-19, 대표전화 063-534-0333)가 묘목과 정제 스테비오사이드, 스테비아 잎 분말, 스테비아 차, 퇴비, 축산사료 첨가제 등을 공급하고 있는 것으로 알고 있다. 이 회사의 홈페이지(www.koreastevia.com)에 소개된 내용에 의하면, 스테비아를 먹인 소는 유방염이 억제되고, 항산화 우유를 생산한다고 밝히고 있다.

또한 이 회사는 전북 정읍 농촌에서 스테비아를 이용한 농법으로 재배한 쌀이 3년 연속 대통령상을 받을 정도로 작황이 우수했다고 했다. 이 회사는 스테비아가 작물 생육을 돕는 이유에 대해 다음과 같이 밝히고 있다.

1.스테비아는 작물의 생육에 유용한 토양미생물을 활성화시켜 지력을 증진하고, 뿌리의 활착을 좋게 하며, 식물체의 생육을 증진하고, 병충해에 대한 저항성을 향상시켜 과수의 경우 당도까지 높은 고품질 농산물을 생산하게 한다.

2. 스테비아의 항산화 효과는 녹차보다 5배 뛰어나다.

이미 우리나라 농촌의 일부 작목반에서는 한국스테비아(주)와 협력하여 '친환경 스테비아 농법'으로 품질 좋은 농산물을 생산하고 있다. 예를 들면, 경북 영천에서는 2010년부터 자두, 복숭아, 살구, 포도, 사과 등의 과수 농장에서 스테비아 농법을 활용하고 있다.

스테비아를 가축 사료로 사용한 효과

최근에 와서 스테비아의 잎 분말 또는 스테비아를 정제하고 남은 찌꺼기를 소, 돼지, 닭 등의 사료로 사용했을 때 나타나는 가축의 생장과 육질에 미치는 영향에 대한 학술 논문이 조금씩 나오고 있다.

2012년에 발표된 〈스테비아 및 숯이 급여된 비육돈(肥肉豚)의 사양(飼養) 성적, 면역력 및 도체(屠體) 특성〉이라는 논문(최정석 외, 한국축산식품학회지 제32권 제2호)에서는, 스테비아 사료를 먹인 비육돈의 경

우 사육 상태와 도축(屠畜) 고기의 육질이 우수하다고 보고하고 있다. 같은 해 동일 연구자에 의해 발표된 〈돼지의 도체 및 육질 특성에서 스테비아와 숯의 항생제 대체 효과〉라는 논문(최정석 외, 한국축산식품학회지 제32권 제6호)에서는, 스테비아와 숯을 사료로 먹인 돼지의 경우 항상제를 먹이지 않아도 높은 면역력을 보이므로 저(低) 항생제 돈육 생산에 스테비아 사료를 활용할 수 있을 것이라고 했다.

또한 2011년의 〈스테비아와 숯이 급여된 비육돈의 육질 및 저장특성〉

이라는 학술논문 (이재준 외, 학국축산식품학회지 제31권 제2호)에서는, 스테비아 사료가 비육돈의 육질만 아니라 저장성까지 높여주었다고 보고했다.

돼지 외에 닭 사료로 스테비아를 먹인 결과에 대한 것은 2003년에 발표된 논문이 있다. 〈가금(家禽)에서 스테비아 부산물의 사료적 가치〉라는 논문(박재홍 외, 한국가금학회지 제30권 제4호)에서는, 스테비아의 감미 성분을 추출하고 남은 찌꺼기를 육계와 산란계에 일정량을 급여했을 때, 알껍질의 두께와 흰자의 상태에서는 별 차이가 없으나, 4~8%의 스테비아가 포함된 사료는 계란의 노른자 색을 현저히 좋게 했다고 보고했다.

이런 학술논문 외에 스테비아 사료로 키운 젖소의 경우, 유방염 발생이 감소하고, 젖 분비가 증가하는 것으로 알려져 있다. 또한 계란의 경우 노른자가 잘 깨어지지 않을 정도로 단단해진다는 보고도 있다. 이러한 보고서 외에 과학농업인 사이에 알려진 정보에 의하면, 스테비아 사료가 가축 사육에 분명히 도움이 될 것으로 보인다.

한국의 스테비아 농장 현황

우리나라에서도 스테비아를 대규모로 재배하는 농장들이 생겨났으나, 중국과 기타 나라에서 생산되는 저가 상품 때문에 그 농장들은 어려움에 처해 있다. 다음 페이지의 여러 사진들은 한국스테비아(주)가 홈페이지를 통해 공개하고 있는 농장의 모습이다.

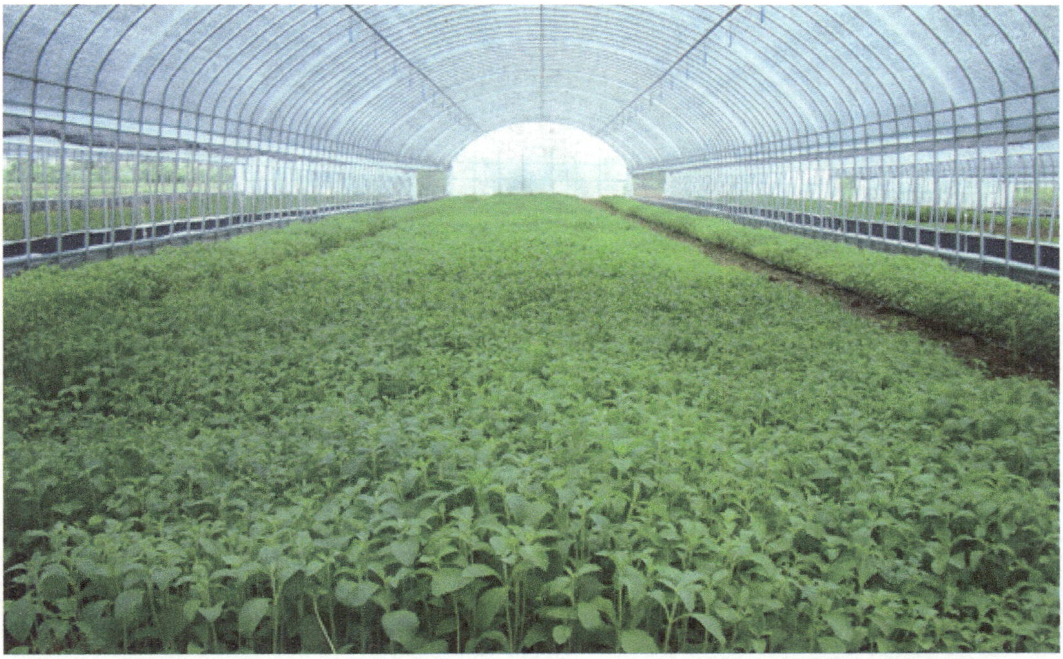

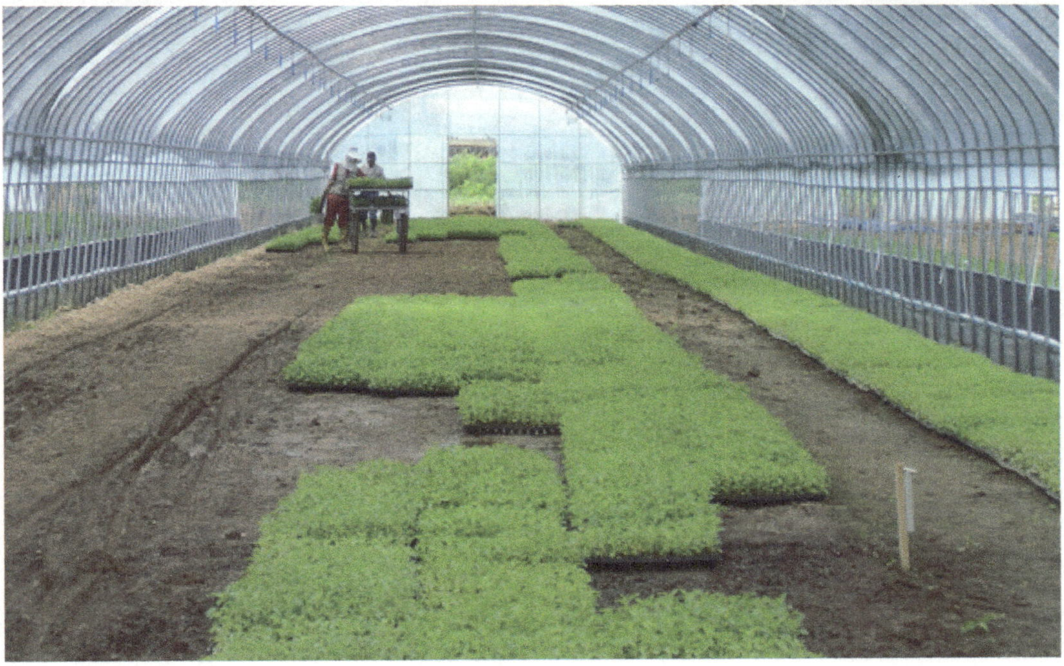

농장 스테비아가 무성하게 자라는 비닐하우스 내부이다.(위쪽)다.
묘목 스테비아 씨를 뿌려 대규모로 묘목을 생산하고 있다.(아래쪽)

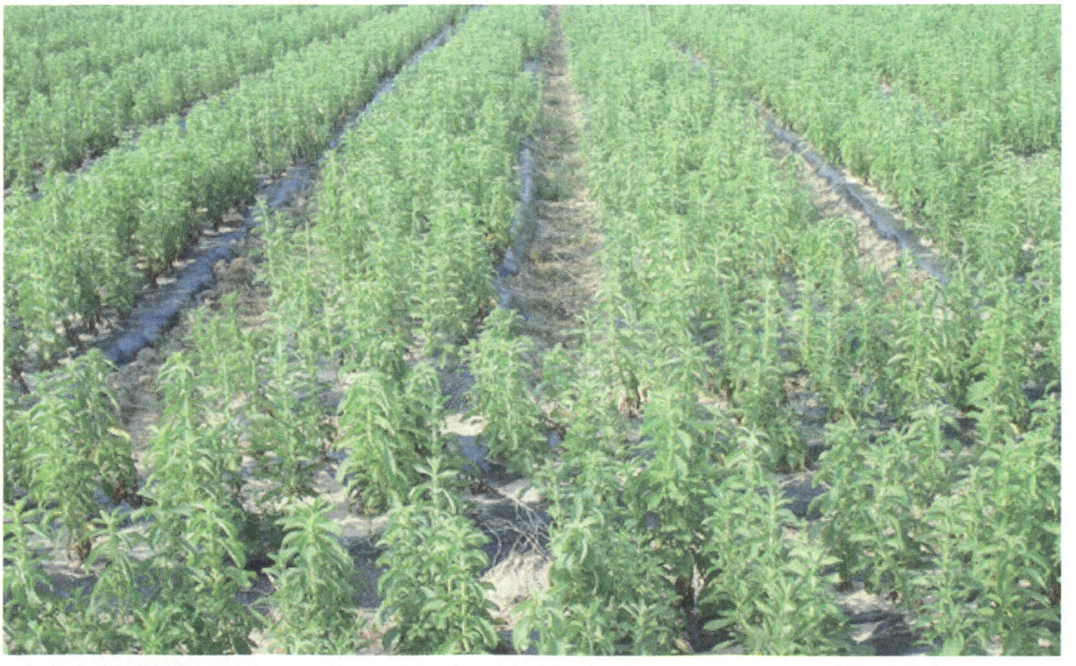

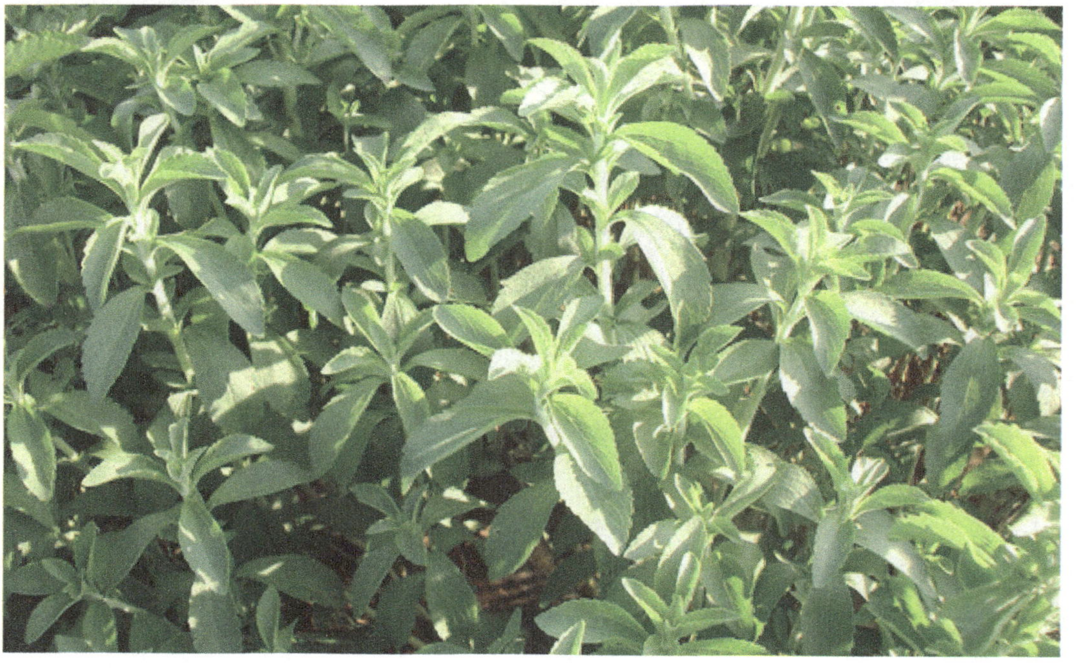

생육 검은 비닐을 덮은 밭에서 자라기 시작한 어린 스테비아이다.(위쪽)
생장2 스테비아가 한창 무성하게 자라고 있다.(아래쪽)

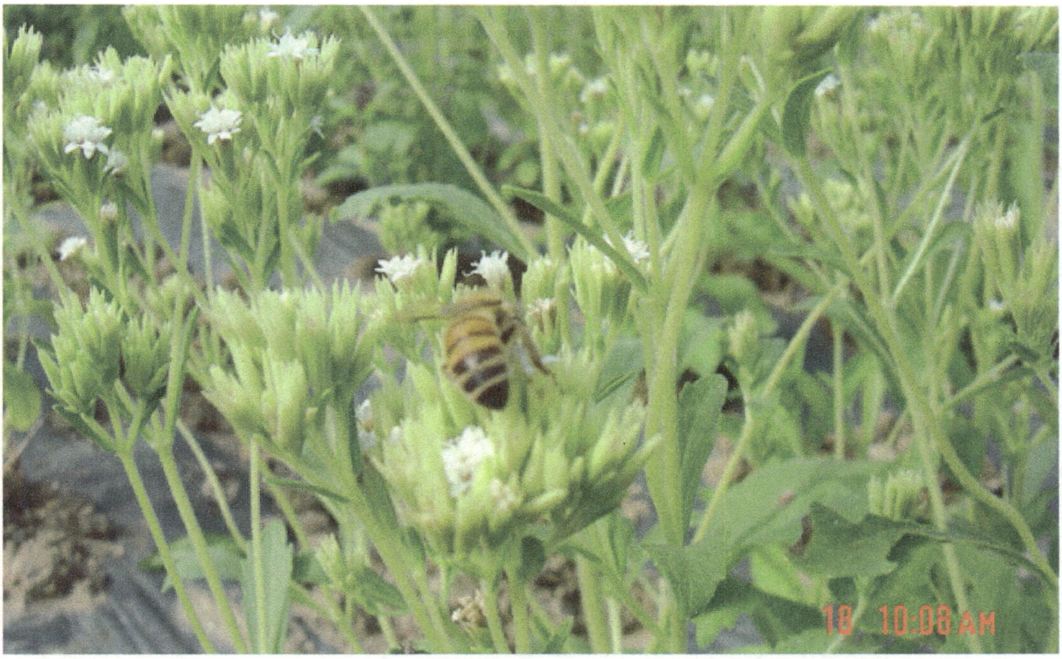

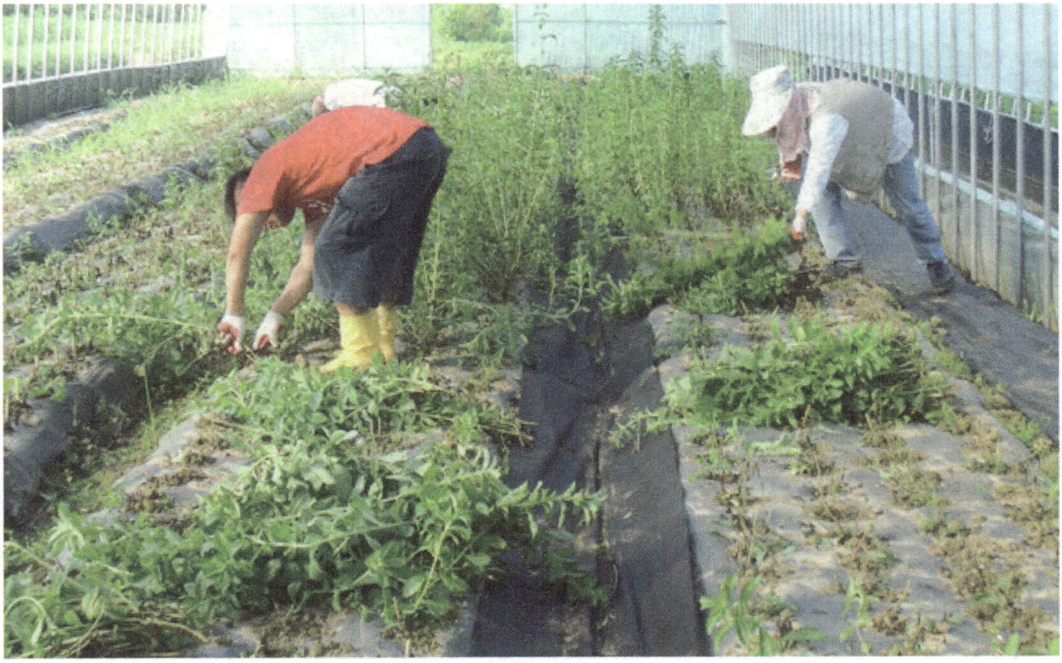

개화 스테비아가 꽃을 피우자 꿀벌이 찾아와 수정을 돕는다.(위쪽)
수확 잎을 수확하기 위해 뿌리만 남기고 베어낸고 있다.(아래쪽)

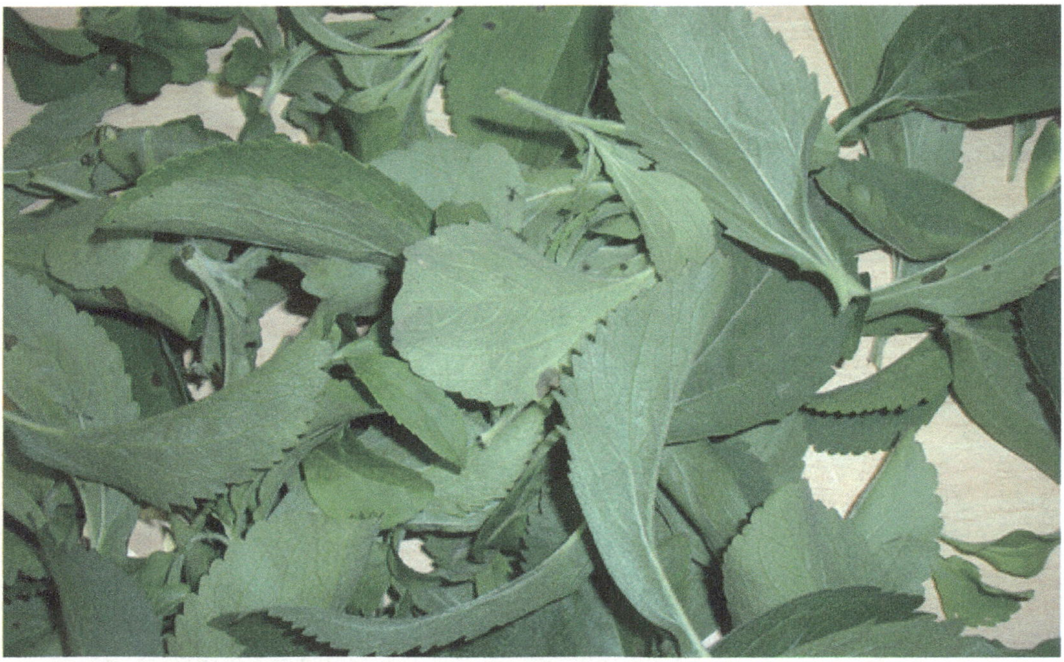

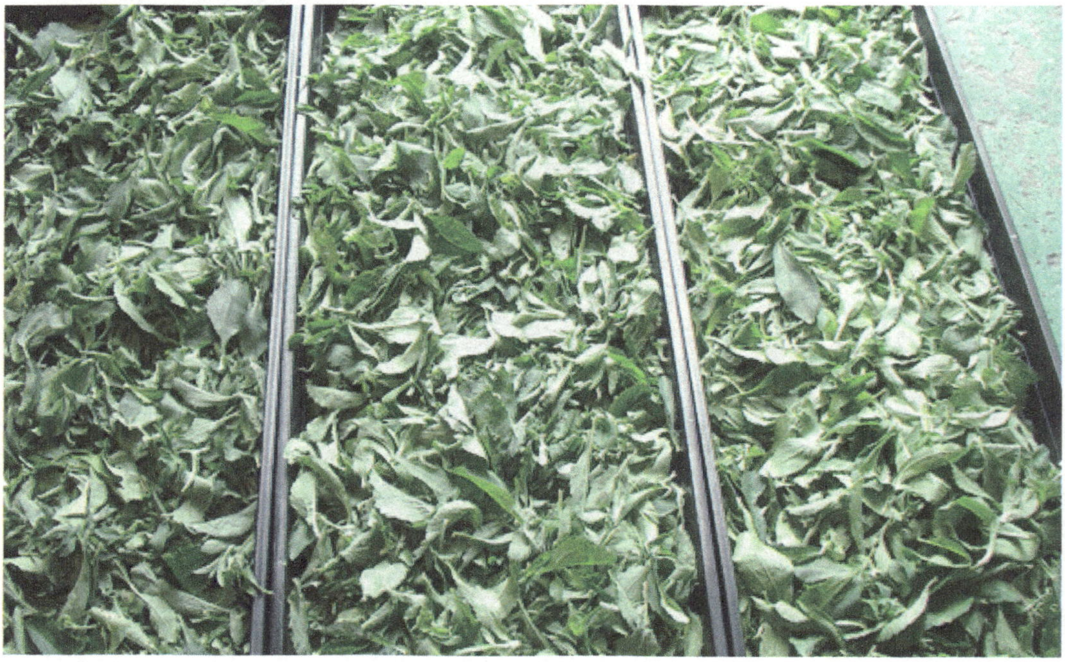

수확잎 줄기에서 바로 훑은 잎의 모습이다.(위쪽)
세척건조 잎은 세척한 뒤에 말리기 시작한다.(아래쪽)

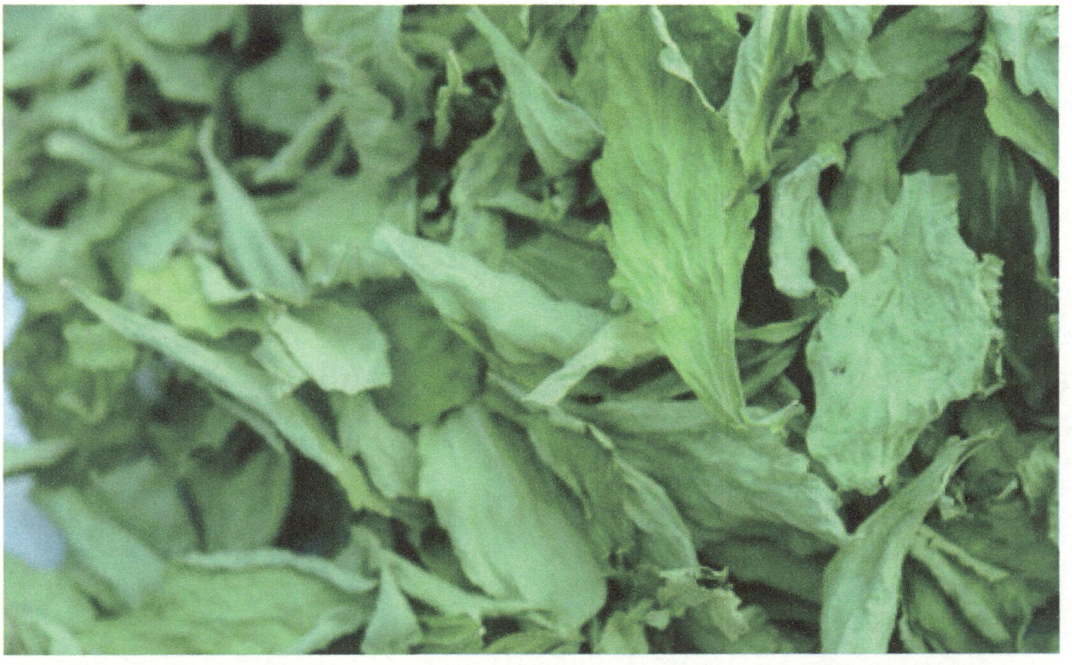

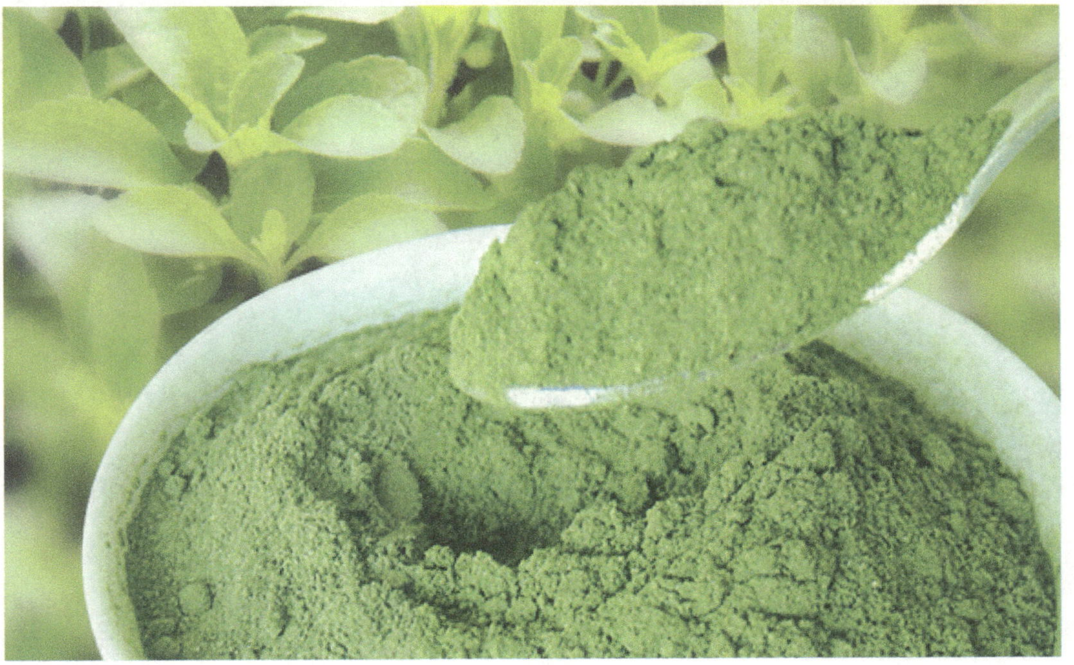

건조잎 금방 말린 잎은 녹색이 그대로 남아 있다.(위쪽)
잎분말 건조한 잎을 가루로 만든 상태이다.(아래쪽)

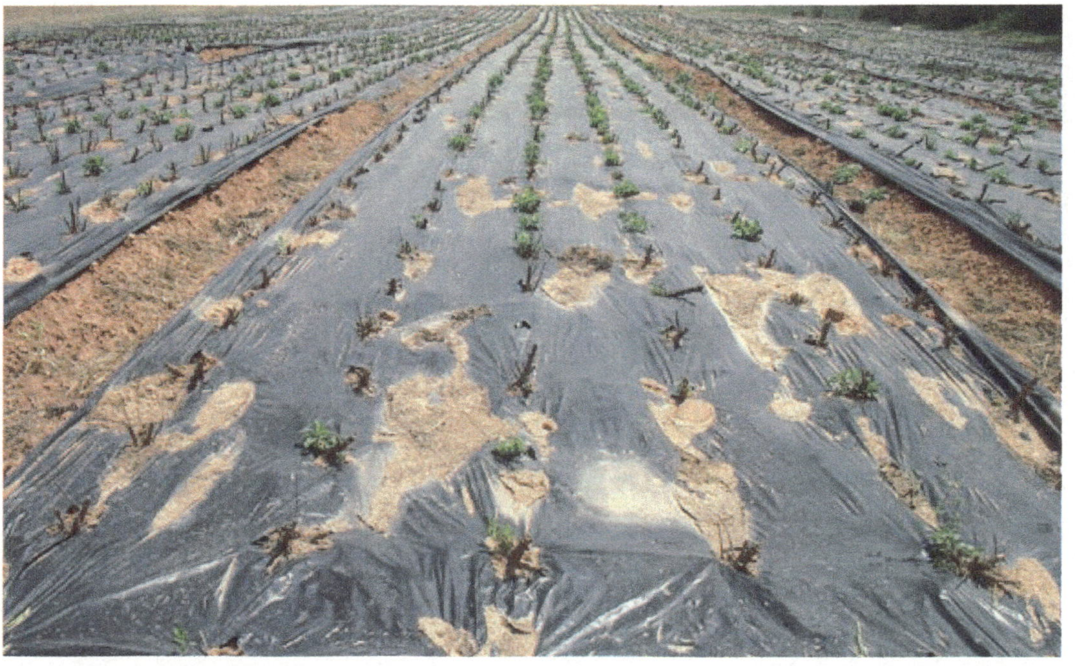

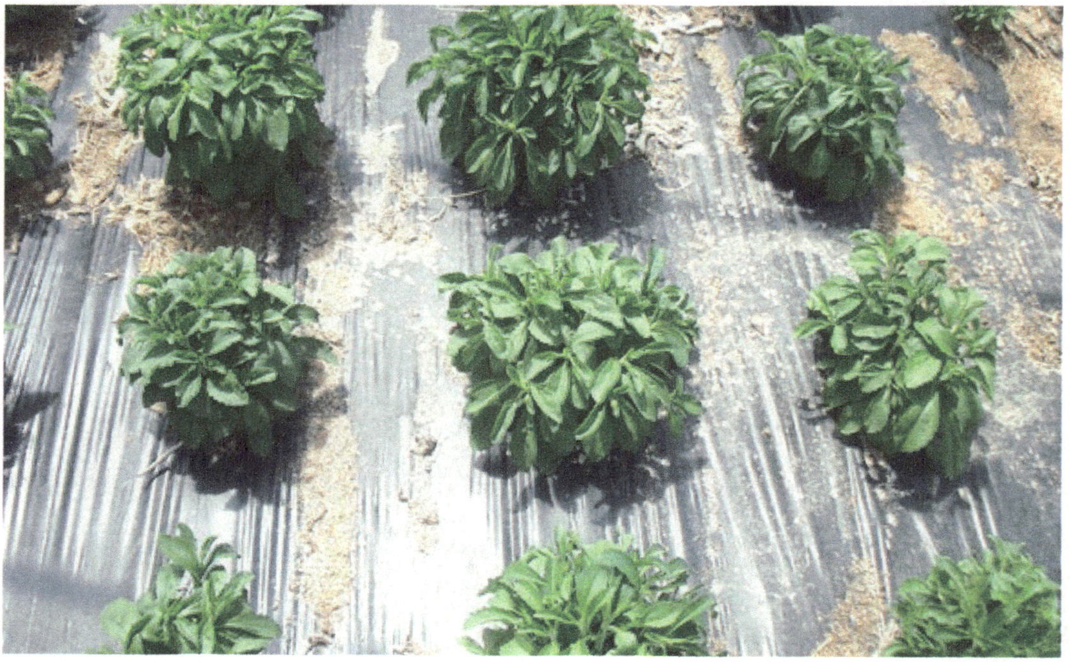

비닐농장 스테비아를 수확한 뒤에 뿌리에서 2차로 나온 새눈들이 자라기 시작한다.(위쪽)
비닐생육 수확 후에 2차로 움터 나온 스테비아가 무성하게 자라고 있다.(아래쪽)

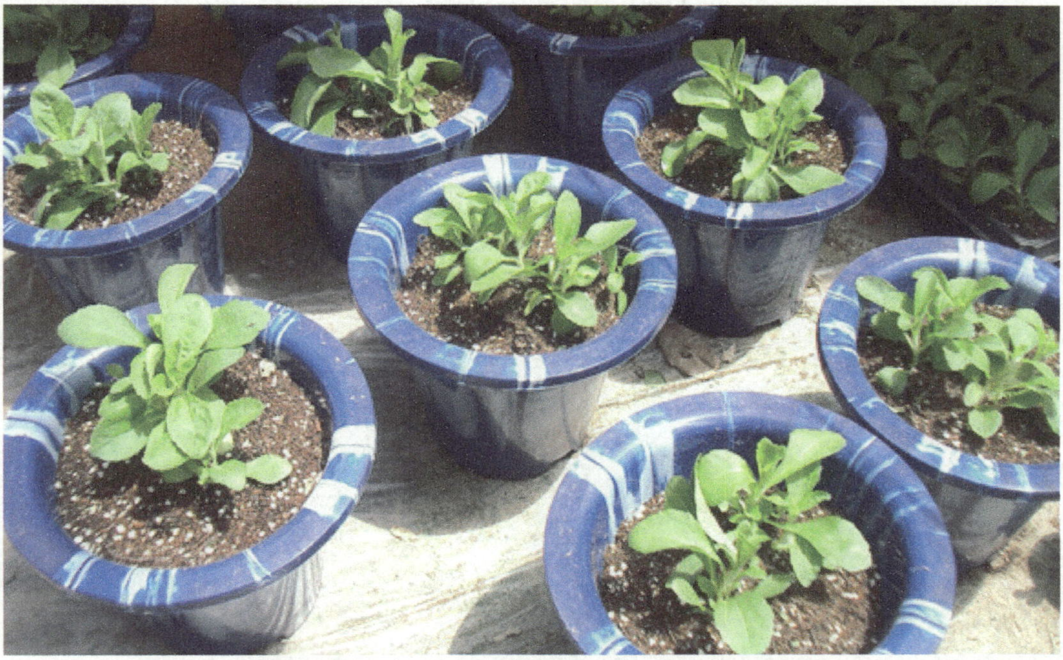

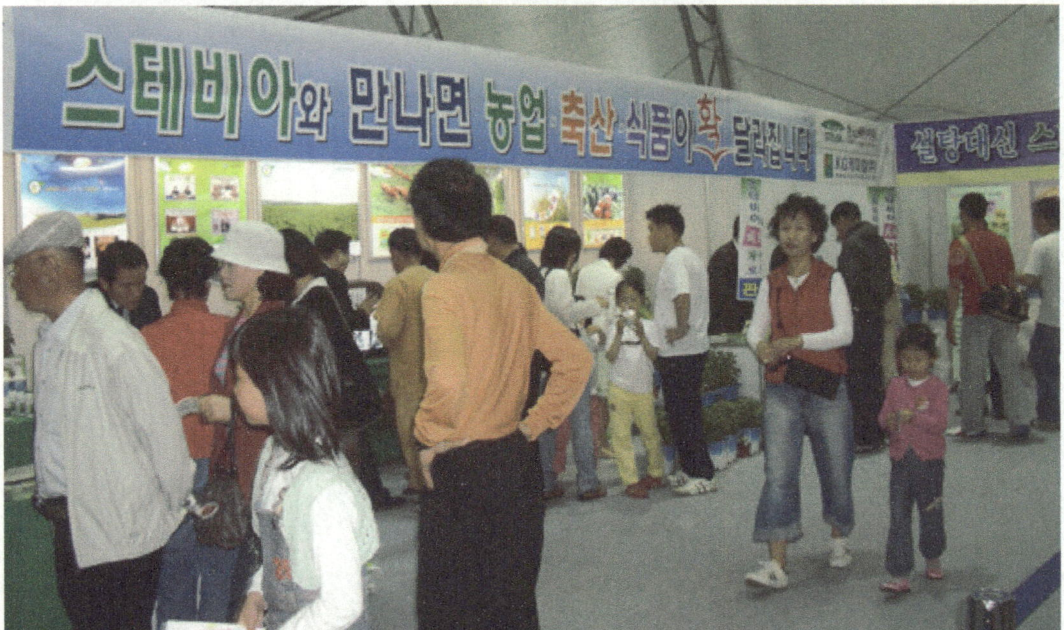
스테비아와 만나면 농업·축산·식품이 확 달라집니다

화분생육 화분에 2포기씩 심어 키우고 있다(위쪽)
박람회 농업박람회장에 스테비아를 첨가한 발효 비료, 사료 첨가제 등이 전시(아래쪽)

제7장

스테비아 제품

스테비아는 아래와 같은 다양한 모습으로 제품화되어 판매되고 있다.

1. 잎을 그대로 말린 것
2. 건잎을 가루로 만든 것(green leaf powder)
3. 물로 추출한 감미 성분을 진하게 졸인 것에 알콜이나 글리세린을 타서 변질되지 않고 장기 보관하도록 한 제품
4. 감미성분을 정제하여 결정상의 분말로 만든 것
5. 스테비아 잎을 발효시켜 농작물 증산에 이용토록 한 퇴비와 액비

스테비아 제품 광고를 보면 대부분의 회사가 감미의 정도를 설탕의 200-300배라고 소개하고 있다. 스테비아 제품의 정확한 감도는 스테비아가 어떤 토양, 비옥도, 기후, 일조(日照) 등의 조건에서 생육했는지, 또 수확은 어떻게 했으며, 제품 가공을 어떻게 한 것인지에 따라 차이가 있다.

상업적으로는 물과 에틸알코올을 이용하여 스테비오사이드 성분만 추출하여 증발시키는 방법으로 흰색의 결정체로 만들거나, 고농도 용액 제품(엑기스)으로 만들고 있다. 정제하여 분말로 만든 제품은 거기에 영양제라든가 섬유질을 추가하여 부피를 늘려 차 숟가락으로 정량(定量)하기 편하도록 제품화한 것도 있다.

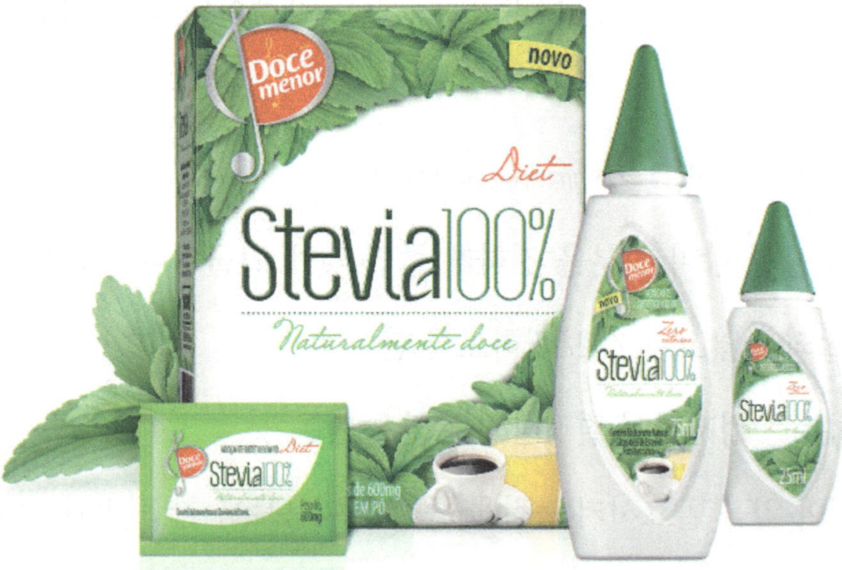

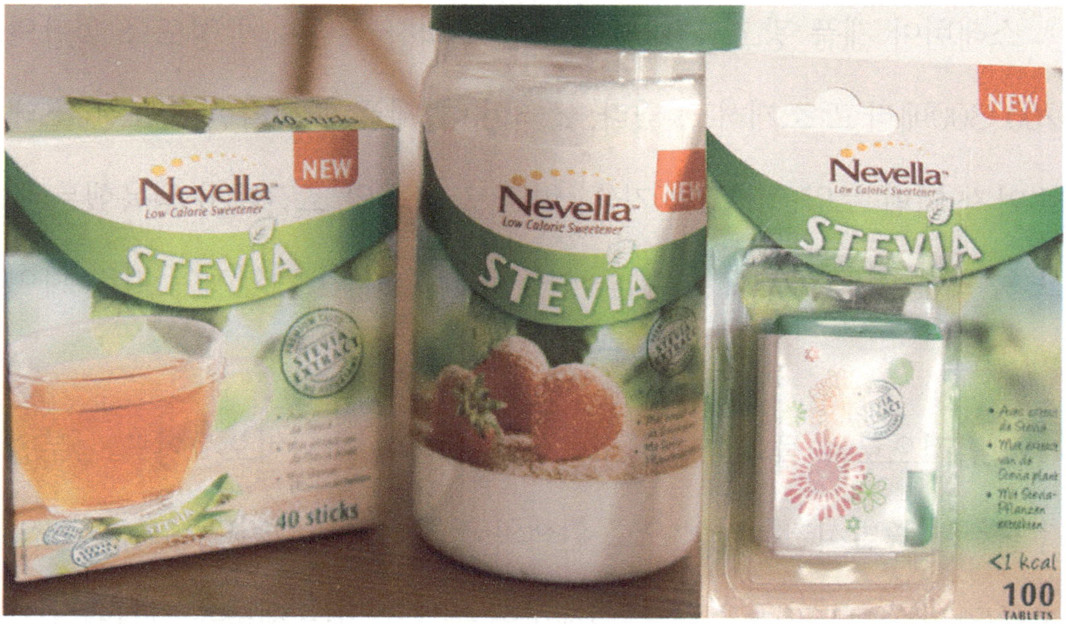

다이어트용 스테비아 제품 이 제품은 첨가물 없이 스테비아를 정제한 것이다.(위)
스테비아 분말 제품 미국 슈퍼마켓에서 판매되고 있는 네벨라 스테비아 정제품. 흰색의 스테비아 분말은 약 90%가 단맛의 주성분인 스테비오사이드이다.(아래)

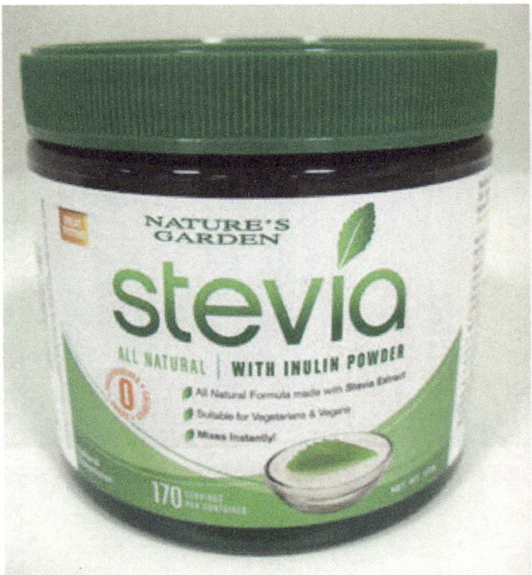

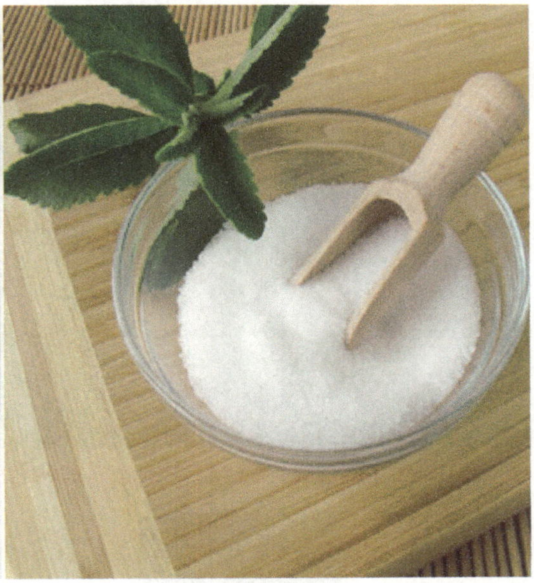

BBC의 보도 영국의 BBC 기자 하이든(Tom Heyden)은 2013년 6월 4일자 보도(사진)에서 스테비아에 대한 일반 내용을 보도하면서, 2008~20012년 사이에 세계 스테비오 생산량이 4배 증가했고, 2011~2012년에는 158% 늘었다고 하면서, 스테비오사이드가 다른 천연 감미제에 비해 가격이 싸면서 건강에 문제점이 발견되지 않기 때문에 과체중, 당뇨, 치아 건강을 위해 사용량이 늘어나고 있다고 했다.

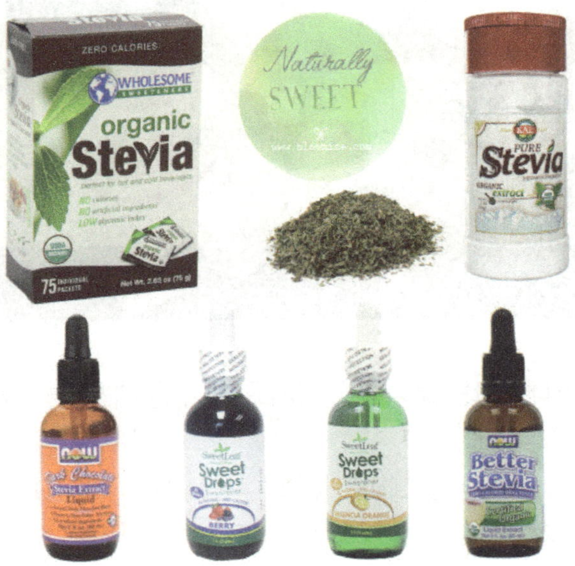

아마존사의 제품
미국의 아마존사가 인터넷을 통해 소개하는 스테비아 상품이다. 미국의 식품점에서 판매되는 스테비아 제품의 가격은 분말의 경우 1kg당 20~150달러인데, 이는 생산국과 정제 정도에 따른 차이이다.

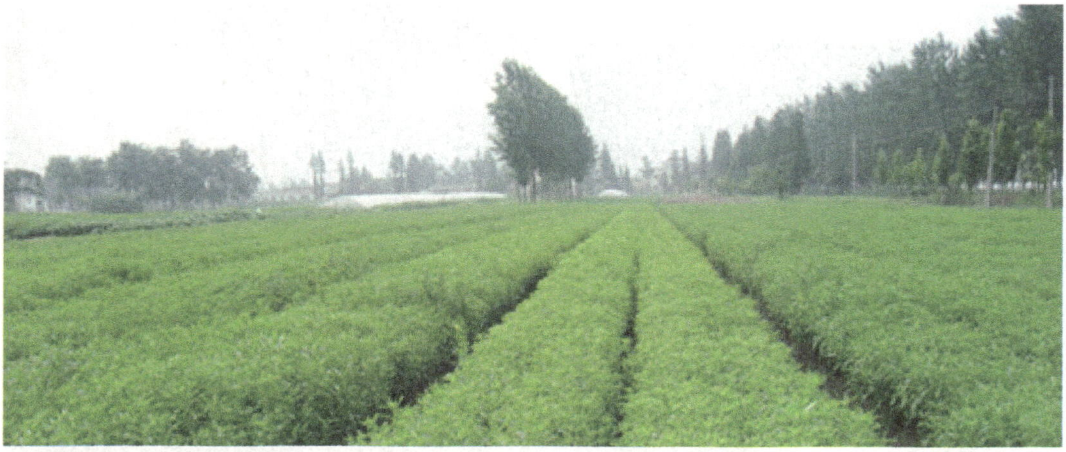

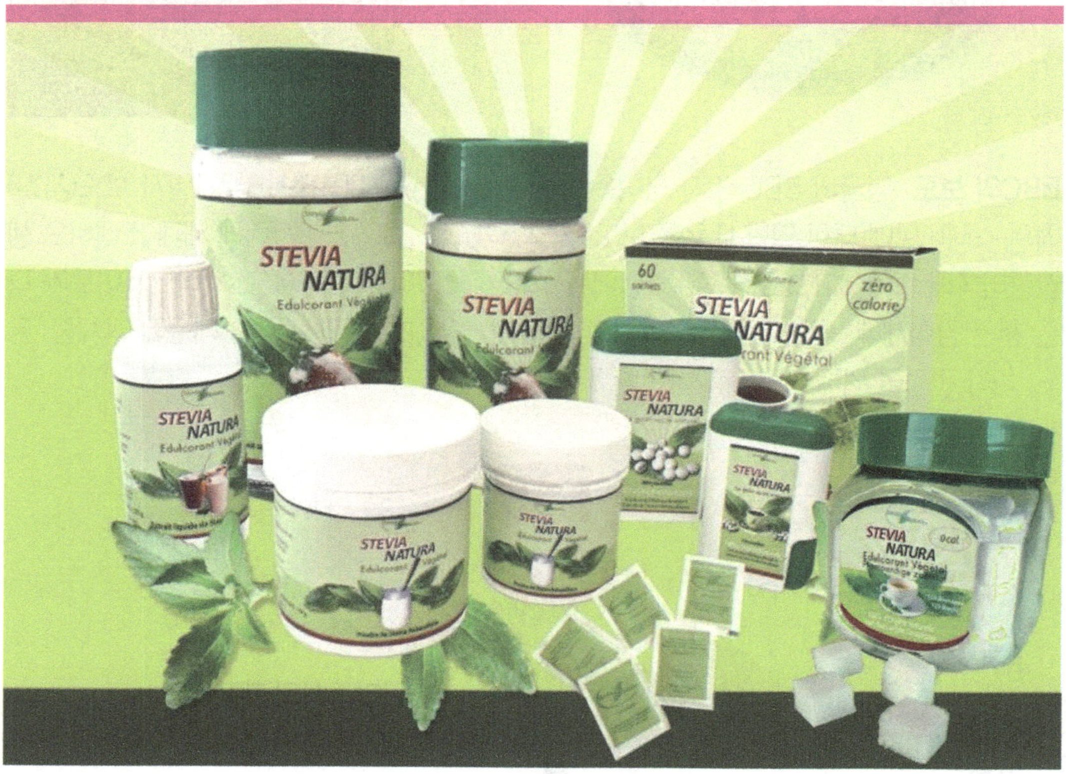

인도농장 인도의 한 스테비아 농장이다. 스테비아는 토양이 기름지고 물이 잘 빠지면서 해가 잘 비치는 따뜻한 곳에서 잘 자란다.

나투라사의 제품 스테비아 나투라(Stevia Natura)는 스테비아 건잎, 분말, 정제 등을 여러 가지로 규격으로 포장하여 판매한다.

스테비아가 40년 전부터 보급된 일본에서는 건강식품점과 슈퍼마켓에서 구할 수 있다. 스테비아 건조 잎(green leaf)을 구입하면 믹서기로 가루를 만들어 병에 담아두고 사용하면 편리할 것이다. 건조된 것(green stevia powder)은 습기만 조심하면 장기 보관하면서 요리, 차, 음료, 엽면시비(葉面施肥)에 활용할 수 있다.

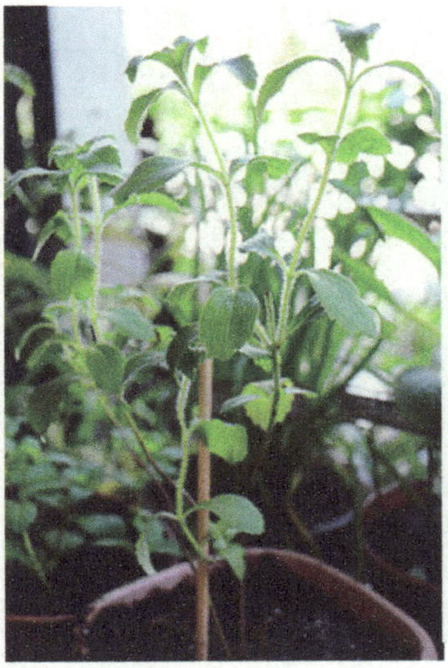

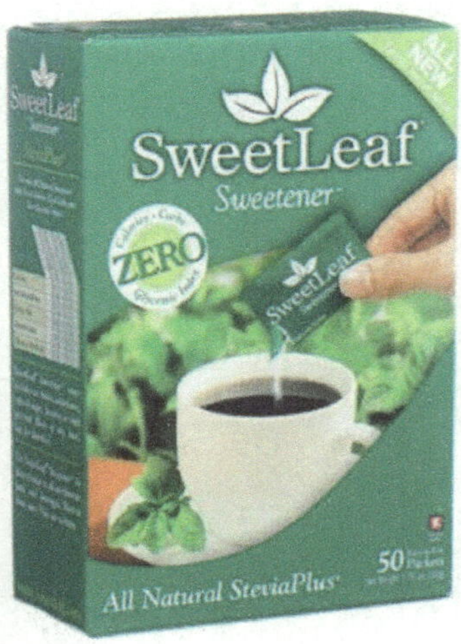

스위트리프 스테비아 잎에서 추출한 흰색 분말 정제를 'SweerLeaf'이라는 상품명으로 판매하기도 한다. 설명문 중에는 칼로리 제로, 설탕보다 20~30배 진한 단맛(첨가물이 많음)을 가졌으며, 당뇨환자의 혈당치에 영향을 주지 않는 다이어트 천연감미료라고 적혀 있다. 제품들의 감미 강도는 제조방법과 성분의 순도(純度)에 따라 차이가 있다. 스테비아 제품 중에는 차 숟가락 2스푼과 맞먹을 정도의 양을 작은 종이 봉지에 담아서 파는 것이 있다. 100개의 봉지가 담긴 포장 하나를 12달러에 팔고(2013년) 있다. 이런 포장 1개는 벌꿀 1kg의 단맛에 해당한다. 벌꿀은 같은 부피의 설탕보다 1.3~1.5배 더 달다. 그리고 일반적으로 벌꿀 1kg의 값은 설탕 12kg의 값과 비슷할 것이다.

제8장

스테비아를 이용하는 차와 음식

스테비아 건잎으로 시럽 만들기 | 스테비아 정제 파우더로 시럽 만들기 | 스테비아 초콜릿 차 | 스테비아로 만들 수 있는 새로운 전통 음식 | 가. 스테비아 된장 | 나. 스테비아 간장 | 다. 스테비아 고추장 | 라. 스테비아 막걸리 | 마 스테비아로 김치 연구 | 기타 전통음식 | 식혜(감주) | 스테비아 술 | 한약, 쌍화차

네이버나 다음, 구글 등의 포털사이트에서 한글로 스테비아를 검색하면 관련된 검색어로 스테비아 농법, 농장, 모종, 부작용, 재배, 구입, 씨앗, 농축액, 가루 등이 검색된다. 그 중에 '스테비아 농축액'을 선택하면 스테비아 요리에 필요한 스테비아의 신선한 잎, 잎 가루, 정제 분말, 농축액 등을 보급하고 있는 사이트, 블로그, 카페 등을 찾을 수 있는데, 대표적인 사이트는 '대농스테비아'와 '한국 스테비아'이고, 이 외에 농축액 판매처를 여러 곳 발견한다.

블로그나 카페를 검색해보면 스테비아를 이용한 농축액, 차, 음식 만들기를 소개하는 사이트도 찾아낼 수 있다. 스테비아를 집에서 직접 재배하지 못한 사람들은 이런 사이트를 통해 원하는 상품을 구입하면 된다. 그 중에는 국내산도 있고 수입품도 있다.

스테비아 건잎으로 시럽 만들기

스테비아는 쉽게 기를 수 있기 때문에 잎이 무성하면 언제라도 생잎을 채취하여 잘게 썬 것이거나, 또는 건조시켜둔 잎(분말 잎:green power 포함)으로 시럽을 만들어두면(제6장 참조) 차, 커피, 과일주스, 칵테일, 초콜

렛 차, 잼, 미음, 죽, 캐익, 파이, 팬캐익, 부침, 떡, 수정과, 미숫가루, 뻥튀기, 팝콘, 멸치 볶음, 요구르트, 단맛이 부족한 감주, 독하게 느껴지는 술에 타서 단맛을 낼 수 있다.

집에서 직접 재배한 생잎을 썰어 시럽을 만들면 비용이 적게 들 것이다. 칼로 썬 생잎을 컵에 넣고 물을 80% 높이까지 부어 뚜껑을 덮은 상태로 냉장고에 24-36시간 두면 단물이 울어난다. 만일 급하게 단물이 필요하다면 몇 분간 끓이면 빨리 빠져나온다. 단물만 걸러내어 냉장고에 두고 용도에 따라 적당량을 넣으면 된다.

건잎으로 시럽을 만들 때도 마찬가지이다. 과일로 주스를 만들거나 칵테일을 준비할 때는 바닐라와 같은 향료를 혼합하면 더욱 향기로운 음식이 될 것이다.

시럽 만드는 순서

1. 유리나 도자기 냄비에 물 2컵, 그린 파우더(건잎) 1스푼을 넣고 약한 불로 끓인다. 끓어서 거품이 오르기 시작하면 불을 조절하여 약하게 끓인다.
2. 이 상태로 냄비의 물이 절반으로 줄 때까지 다린다.
3. 냄비를 불에서 들어내어 식힌다.

4. 깔때기와 채를 사용하며 시럽만 깨끗한 유리 용기에 담아 뚜껑을 덮어 냉장고에 보관한다. 1주일 동안 사용할 수 있다.
5. 이렇게 제조한 시럽은 설탕보다 10-20배의 감미를 가지고 있다. 그러므로 정량할 때는 작은 티스푼을 사용해야 한다.

스테비아 파우더로 시럽 만들기

1. 티스푼으로 1스푼의 파우더에 2컵의 물을 붓는다.
2. 이것을 도자기 냄비에서 끓인다. 큰 거품을 내며 끓기 시작하면 불을 줄여 약한 불로 천천히 졸인다.
3. 1컵 정도로 양이 졸아들면 시럽이 다 된 것이다. 식은 후에 뚜껑이 있는 병에 담아 냉장고에서 보관한다.

이렇게 만든 시럽은 설탕의 10-20배 감미를 가졌다. 그러므로 차 스푼으로 반 스푼의 스테비아 가루는 1컵의 설탕에 버금하는 단맛이 있고, 1 스푼의 설탕은 스테비아 시럽 6-9방울의 단맛과 비슷할 것이다.

스테비아 초콜릿 차

작은 유리냄비에 1컵의 코코아, 1컵의 물, 바닐라 1스푼, 여기에 준비해둔 스테비아 시럽을 적당량 넣고 약한 불 위에서 살살 저어가며 3분

정도 끓인다. 너무 오래 끓인다면 바닐라 향이 빠져나간다. 끓인 초콜릿 차가 너무 진하면 더운 물을 추가하여 마시기 적당하게 만든다.

스테비아로 만들 수 있는 여러 전통 음식

우리나라의 대표적인 전통식품을 손꼽으라면 김치, 된장, 간장, 고추장, 막걸리(탁주) 순이 될 것이다. 이들 전통식품은 그 속에 베인 감미가 맛을 크게 좌우 한다. 전통식품 중에 된장, 간장, 고추장, 막걸리는 원료와 제조과정에서 서로 연관성이 있는 발효식품이므로, 그들의 감미에 대

해 함께 소개한다.

된장, 간장, 고추장의 단맛은 제조 원료인 콩(대두), 쌀(찹쌀), 고구마 등의 전분을 엿기름 속의 효소로 당화(糖化)시킨 데서 오는 것이다. 즉 감주(식혜), 물엿, 조청, 엿은 쌀이나 밀(곡물)을 가열하여 거기에 엿기름(효소)을 넣어 만드는 것이다.

열처리를 하지 않은 곡식가루(예 생 밀가루나 쌀가루)에 엿기름을 섞으면 전분 입자가 물에 잘 녹지 않아 당분으로 변하기 어렵다. 그러나 충분히 열을 받은 전분은 물에 잘 용해되므로 엿기름 속의 효소 다이어스테이스(diastase)에 의해 당분으로 쉽게 분해되어 단맛을 가지게 된다.

전통식품의 단맛을 스테비아의 감미로 대체한다면 단맛이 더 강화되거나, 다이어트나 당뇨를 대비한 건강식품 된다. 이러한 '스테비아-전통식품은 식품회사나 개인 연구자의 실험실에서 개발해야 할 새로운 다이어트 및 건강식품이다.

가. 스테비아-된장

된장의 원료인 콩(대두)은 단백질이 가장 많이 포함된 곡물로서 전 세계인이 먹는 중요 식품이다. 특별히 우리나라에서는 삼국시대부터 콩으로 된장이라는 전통식품을 만들어 온 것으로 알려져 있다.

얼핏 보기에 된장은 단맛과 관계가 없는 식품으로 보인다. 그러나 된장의 단맛은 그 속에 포함된 당화(糖化)된 탄수화물과 단백질이 변화된 아미노산에서 나오는 것이다.

된장을 만드는 대표적인 콩은 대두(大豆 soubean)이다. 대두는 지구상에 나는 40,000여종의 콩 가운데 생산성이 가장 좋은 콩 품종이다. 2013년의 통계에 의하면 세계적으로 2억 4,900만톤이 생산되었다. 대두를 가장 많이 생산하는 나라는 브라질(9천만톤), 미국(8,950만톤), 아르헨티나(3,260만톤), 중국(1,500만톤), 인도(980만톤)이고, 우리나라는 105,000톤에 불과하다.

대두는 한국인의 식품으로 매우 중요한 곡물이다. 된장, 간장 외에 콩나물, 두부, 콩기름, 두유 등은 대두가 그 원료이다. 이런 대두를 우리나라가 1년 동안에 소비하는 총량은 약 200만톤인데, 콩의 수입량이 190만톤이라니, 국내에서 재배되는 양은 수입량의 6% 정도에 불과하다.

대두의 성분 분석표를 보면, 단백질 36.49%, 지방질 19.94%, 탄수화물 30.16%로 나와 있다. 대두를 삶아 메주덩이를 만들면, 대두를 구성하는 단백질, 지방, 탄수화물 성분은 '메주균'(메주에 자연히 붙어 증식하게 되는 박테리아 일종)이라 부르는 단세포 세균에 의해 인간이 맛있어 하고 소화도 잘 되는 영양분으로 분해된다.

메주균은 지구상에 가장 많이 사는 세균 종류의 하나로서, 낙엽이든 동물이든 죽은 생물체를 빨리 분해(부패, 발효)시켜 흙과 대기 중으로 되돌려 보내는 작용을 한다. 그러므로 공기 중에는 메주균의 포자(胞子)가 얼마든지 떠다니고 있다.

메주균을 따로 '고초균'(枯草菌) 또는 '발효세균'이라 부르기도 하는데, 고초(枯草)는 볏짚이나 마른 풀을 말하며, 고초에 붙어서 부패시키는 세균이기 때문에 붙여진 것이다. 이 세균의 학명은 bacillus 이며, 대표적인 부패균이지만 살아있는 인간에게는 나쁜 영향을 주지 않는 미생물이다.

메주를 만들어 공중에 매달아두면 자연적으로 메주균이 붙어 대두의 성분을 분해하기 시작한다. 이를 발효라고 말하지만 엄밀히 보면 부패 과정이기도 하다. 그런데 메주가 건조해지면 메주균이 차츰 증식하기 어려워진다.

메주가 발효되는 동안에 대두의 약 40%를 차지하던 단백질 성분은 인체가 소화하기 쉽고 맛도 좋은 아미노산으로 변하고, 약 30%인 탄수화물은 단맛을 가진 당분(포도당, 과당 등)으로 변한다. 동시에 대두의 지방질은 소화되기 좋은 지방산으로 변한다. 전통적으로 메주를 담글 때는 거기에 엿기름이나 설탕을 넣지 않지만, 메주가 발효(뜨는) 중에 콩의 전분이 당분으로 변화시키기 때문에 맛있게 느껴지는 것이다.

식품회사나 개인 연구자가 된장을 제조할 때 스테비아 잎의 가루나 추출액, 또는 정제된 분말을 적당량 첨가한다면 보다 많은 사람이 좋아할 된장이 될 가능성이 있다. 또한 당뇨 환자나 다이어트용의 차별화된 고급 된장으로 인정받을 수 있다.

나. 스테비아-간장

된장을 담글 때는 적당히 발효된(뜬) 메주를 항아리에 넣고 소금물을 넣어 일정 기간 발효가 추가로 진행되도록 기다린다. 이 과정에 메주 속의 아미노산과 당분과 지방산이 소금물 속에 녹아들게 되는데, 그 물만 따로 걸러낸 것이 간장이다.

만일 된장과 간장을 발효시키는 과정에 스테비아를 첨가한다면 더 달콤한 맛을 가진 고급 된장과 간장이 될 가능성이 있다. 가정에서 간장에 스테비아 추출액을 첨가하여 맛을 보면 한결 단맛이 강한 간장 소스가 된다.

다. 스테비아-고추장

고추장은 엿기름(물엿), 메주가루, 쌀(또는 참쌀)가루, 고춧가루, 소금을 원료로 만든다. 가정에 따라 여기에 액젓이나 마늘을 넣기도 한다. 고추장의 맛을 분석하면 매운맛과 함께 약간 달콤한 맛을 느낀다. 만일 고추장에 감미가 부족하다면 맛없는 고추장이 될 것이다.

전통적으로 고추장은 단맛을 내기 위해 물엿을 넣거나 꿀을 첨가하기도 한다. 그렇지 않으면, 쌀가루에 엿기름을 쏟아 넣어 작은 불 위에서 낮은 온도(섭씨 40도 이하)로 장시간 다려 걸쭉한 당분액(조청)을 만들어 사용하기도 한다.

조청을 넣은 고추장은 꿀이나 물엿을 넣은 것과 마찬가지로 걸쭉하다. 고춧가루를 넣고 고르게 섞기 위해 휘저어보면 물엿의 점도 때문에 매우 젓기 힘들다. 꿀이나 설탕 대신 스테비아를 첨가하여 고추장을 만든다면, 우선 저을 때 걸쭉하지 않으므로 힘이 적게 들 것이다.

고추장을 만들면서 기호에 맞도록 스테비아의 감미를 첨가한다면 더 달고 고급스런 전통식품이 될 가능성이 있다. 이런 고추장 또한 당뇨나 과체중인 사람에게도 좋을 것이다.

고추장에 식초와 설탕을 더 첨가한 것이 '초고추장'이다. 초고추장은 생선회를 먹을 때만 아니라 전통 음식에서 매우 다양하게 사용된다. 그러므로 식품연구가들이 스테비아-고추장만 아니라 스테비아-초고추장을 연구한다면 맛만 아니라 건강에도 도움이 될 것이다.

라. 스테비아-막걸리

일반적으로 막걸리의 제조 원료는 대부분 쌀이다. 쌀을 찌면(찐밥을 만들면) 불용성이던 전분 입자가 물에 용해되어 쉽게 발효될 수 있는 상태가 된다. 여기에 누룩과 함께 물을 적당량 부어 용기에 담아두면 자연적으로 발효가 일어나 2-3일 사이에 술(에틸알콜)로 변한다. 이러한 변화가 일어날 수 있는 것은 누룩이 들어갔기 때문이다.

누룩이란 밀이나 보리 등 곡물을 찧은 것에 소량의 물을 넣고 메주처럼 뭉쳐 건조시킨 것이다. 누룩을 만들어 적당한 곳에 두면 거기에 황색의 곰팡이와 효모(yeast)가 가득 자라게 된다. 누룩에 생겨나는 곰팡이를 보통 '누룩곰팡이'(황국균)라 하는데, 학명으로는 Aspergillus oryzae 종류이다. 황국균(黃麴菌)이란 노란곰팡이라는 의미이다.

누룩곰팡이와 효모도 온 세상에 살고 있어, 그들의 포자는 공기 중에 얼마든지 떠 있다. 누룩곰팡이 포자가 누룩에 붙으면 팡이실(균사)을 사방 뻗으며 증식하는데, 이때 전분을 포도당(당분)으로 분해하는 효소를 대량 분비한다.

누룩곰팡이에서 분비된 효소는 찐밥의 전분을 달콤한 당분으로 변화시킨다. 막걸리 원료 속에 포도당이 일정량 생겨나면, 이번에는 누룩에 함께 붙어있던 효모(yeast)가 증식을 시작하면서 효소를 분비하여 당을 에틸알콜로 변화시킨다. 이러한 과정이 '알콜 발효'이다.

막걸리의 단맛은 찐밥의 전분이 분해된 당분의 맛이다. 막걸리의 맛을 보면 제조 방법과 제조 환경조건에 따라 독한 것, 순한 것, 달콤한 것, 그렇지 않은 것, 신맛이 나는 것 등 여러 가지이다.

개인에 따라 선호하는 막걸리의 맛도 다양하다. 그러므로 스테비아의 감미를 첨가한다면 독특한 맛의 막걸리를 만들 수 있게 될 것이다. 이 제조법 역시 양조 전문가나 식품 연구가들의 과제이다. 나아가 연구심 많은 독자들이 가정에서 직접 실험해볼 일이기도 하다.

마. 스테비아로 김치 연구

첫손 꼽히는 우리의 전통음식은 김치이다. 1900년대 이전의 선조들은 주로 무로 김치를 만들었다. 그러다가 20세기 초에 배추가 도입되어 재배하게 되면서부터 배추김치가 대표 자리를 차지하게 되었다. 배추는 원래 중국이 원산지이지만 우리나라에 도입된 때는 약 100년 전이었기 때문이다. 배추김치를 먹음직스럽게 보이도록 하는 동시에 매운 맛이 나게 하는 고추는 17세기에 한반도에 도입된 열대 아메리카 원산의 작물이다.

김치는 종류가 대단히 많다. 김치 재료가 되는 채소는 무, 배추 외에 열무, 오이, 갓, 파, 부추, 고구마줄기, 양파, 고들빼기, 미나리 등 참으로 다양하다. 선조들은 김치 속에 양념만 아니라 생선, 굴, 조개, 마늘, 생강, 청각 등도 넣어 맛과 향을 내는 방법을 개발했다.

무나 배추와 같은 야채를 소금에 절여 발효시키면 새콤한 김치로 변하는 것은, 채소의 즙액에 포함된 당분(포도당과 과당 등)을 먹고 사는 유산균(젖산균)이 대규모로 증식한 결과이다. 유산균은 김치 속에서 증식하는 동안 채소에 포함된 포도당과 과당 등을 분해하여 시큼한 맛과 향을 풍기는 젖산(유산)으로 변화시킨다. 젖산은 인체 내에서 세포가 영양분으로 삼는 물질로서, 대사과정 중에 저절로 생겨나 에너지가 되는 영양물질이다.

김치의 신비는 바로 유산균의 작용에서 온다. 김치를 담글 때 유산균을 따로 넣어주지 않더라도 적당한 농도로 소금간이 된 김치 속에서는 유산균이 자연히 증식하기 시작한다. 유산균은 지구상에 가장 흔한 미생물 종류의 하나이다. 그러므로 공기 중이나 물 또는 흙에는 유산균의 포자가 어디에나 대량 있다.

이러한 유산균 포자가 소금에 절여진 채소즙이라는 환경을 만나면 바로 증식을 시작한다. 김치 속에서 먼저 증식하는 미생물이 유산균이다. 김치에 유산균들이 자라는 동안에는 다른 종류의 세균이 들어오더라도 살지 못한다. 그러나 유산균이 최대한 증식하고 나면, 그 다음부터는 다른 종류의 미생물이 증식하게 되고, 그에 따라 맛과 냄새가 차츰 변하게 된다.

김치를 담글 때 소금의 농도가 너무 높으면 유산균의 증식이 어려워진다. 또 온도가 섭씨 0도 정도로 낮아도 증식 속도가 급격히 떨어진다. 김치를 고온 상태로 두거나, 김치 재료 속에 설탕을 넣거나 하면 유산균보다 다른 종류의 세균이 먼저 불어나 김치 본래의 맛과 향을 내지 못하게 된다.

김치를 담글 때 단맛을 더할 목적으로 배, 사과 등을 넣기도 한다. 그러나 당도를 높이기 위해 설탕을 넣으면, 그 김치에는 유산균보다 다른 세균이 먼저 증식하고 만다. 점액질을 생성하는 미생물이 먼저 증식하면 김치의 모양과 맛을 버리게 된다.

스테비아는 미생물의 영양분이 되지 않는 물질이다. 스테비아의 분말이나 정제 또는 시럽을 김치에 넣는다면, 유산균이 아닌 다른 균을 증식시킬 원인을 제공하지 않는다. 개인의 취향에 따라 다르겠지만, 달콤한 물김치, 오이김치 등을 선호하는 사람에게는 스테비아의 감미가 조미료 역할을 충분히 하게 될 것이다.

전통식품인 김치를 비롯하여 단무지 등의 제조에도 스테비아의 감미를 이용하는 방법은 앞으로 연구되어야 할 과제이다. 스테비아라는 식물과 그 성질이 널리 알려지면 김치를 비롯한 여러 전통식품의 맛내기와 건강에 도움이 되는 특허 상품이 나올 가능성이 크다. 분명히 스테비아의 감미는 연구에 따라 우리 전통식품의 발전에 중요한 역할을 하게 될 것이다.

기타 전통 음식

식혜(감주)

식혜는 엿기름 속의 전분 분해 효소(diastase)를 이용하여 밥을 당화(糖化)시킨 것이다. 준비한 엿기름 속의 효소가 부족하거나 발효를 잘못 시키면 단맛이 부족한 식혜가 된다. 이럴 때 설탕 대신 스테비아 농축액(시럽)이나 정제 파우더를 적당량 첨가하면 달콤한 식혜로 만들어 마실 수 있다.

수박 채, 딸기 채, 과일 칵테일

여름 과일 중에는 당도가 높은 것도 많지만, 장마철이 되거나 하면 당도가 떨어진다. 이럴 때 가정에서는 설탕을 뿌려 단맛을 더한다. 그러나 영양가가 없는 감미료를 사용할 필요가 있다면 스테비아 농축액이나 정제 분말을 이용하면 된다. 잎 가루를 뿌려도 단맛을 내겠지만 과일채의 색과 모양이 나빠진다.

김치, 배추, 무, 백김치, 무채나물

개인에 따라 감미를 좋아하는 사람들은 여러 종류의 김치에 설탕을 첨가하여 먹기도 한다. 그러나 당뇨를 염려하거나 과체중인 사람은 설탕 대신 스테비아 농축액(시럽)을 소량 넣어 단맛을 높이도록 하는 것이 좋을 것이다.

딸기잼

일반 잼은 딸기나 사과 또는 포도 과육에 다량의 설탕을 첨가하여 끓이는 방법으로 만든다. 그러므로 과일 잼은 설탕 덩어리를 먹는 것과 다름 아니다. 과일 잼을 좋아하는 사람으로서 당뇨나 과체중을 염려하는 사람은 스테비아 농축액이나 정제 분말을 소량 넣고 잼을 만들 수 있다. 설탕 잼은 잘 변질되지 않으나 스테비아 잼에는 세균이 증식하기 쉬우므로 먹기 직전에 만들거나, 냉장고에 넣어두고 먹어야 할 것이다.

스테비아 술

우리나라 사람들 중에는 소주와 같은 술에 열매나 약초를 담가두고 먹는 이들이 많이 있다. 이와 마찬가지로 알콜 농도가 진한 술에 스테비아 잎을 담가두면 감미가 진한 스테비아 술이 된다. 술과 스테비아 잎의 배합 비율은 개인의 취향에 따라 달라질 것이다.

미숫가루

당뇨환자를 위한 미숫가루를 만든다.

튀긴 옥수수나 쌀

강냉이, 팝콘 등이 달콤하도록 만든다.

피클, 단무지

피클이나 단무지의 단맛을 내기 위해 설탕을 넣는다면 변질될 위험이 많다. 그래서 상업적으로 제조하는 단무지는 사카린 같은 인공감미료를 넣어 만들고 있다. 가정에서 스테비아를 이용한 피클이나 단무지 제조법은 중요한 식품제조의 연구과제이다.

커피, 녹차, 보이차, 허브차, 생강차, 인삼차

온갖 차의 단맛을 내는데 이용한다.

수정과, 약밥

다이어트용 수정과와 약밥을 만든다.

단팥죽, 여름철 빙수

단팥죽에도 설탕을 넣고 있으며, 특히 여름철에 자주 먹게 되는 빙수는 단맛이 중요하기 때문에 많은 설탕이나 인공감미료를 사용하고 있다. 이들 음식에도 스테비아가 적절히 이용될 수 있을 것이다.

한약, 쌍화차

한약은 쓴맛을 줄일 목적으로 감초를 넣고 있다. 앞으로 한약제조에서는 감초 대신 스테비아 잎을 넣는 연구도 이루어져야 할 것이다.

각종 떡, 송편, 과자

떡 중에는 감미를 상당량 넣는 종류가 있다. 당뇨나 과체중을 염려하는 사람들을 위한 떡, 송편, 과자가 생산되어야 할 것이다.

빵, 붕어빵, 찐빵 속에 넣는 단팥

거리의 식품인 이들 빵에 첨가하면 무 칼로리 음식이 된다.

탕수육이나 튀김용 소스

이 외에도 온갖 요리에서 감미제로 사용한다.

많은 종류의 의약 표면에는 삼키기 전에 쓴맛이나 기타 나쁜 맛을 느끼지 못하도록 표면을 달콤한 당의(唐衣)로 덮는다. 이런 당의에 사용되는 감미료는 대개 설탕이다. 제약회사에서는 당의정을 만들 때 스테비아의 감미를 이용하는 방법을 연구해야 할 것이다.

이상에서 소개한 음식과 의약제품에 스테비아의 감미를 편리하고 효과적으로 이용하도록 하는 방법이 앞으로 여러 사람에 의해 개발될 전망이다. 따라서 음식에 첨가하는 스테비아 제품들은 용도에 따라 다양한 식품 특허를 얻게 될 것으로 믿는다.

참고 자료

인터넷

www.stevia.com

http://en.wikipedia.org./wiki/stevia

Stevia natura

The benefits of stevia

참고 문헌

1. Clonal propagation of Stevia rebaudiana Bertoni by stem-tip culture. Yukioshi Tamura et, al. Plant Cell Reports, Oct. 1984, Vol 3, 183-185
2. Mass propagation of shoots of Stevia rebaudiana using a large scale bioreactor . Motomu Akita et al, Plant Cell Reports 1994, Vol 13, 180-183
3. In vitro propagation and synthetic production: An efficient methods for Stevia rebaudiana Bertoni. Ahmed Abba Nower. Sugar Tech. 2014. march
4. Growing and Using Stevia. Jeffrey Goettemoeller, Prairie Oak Publishing, 2008

5. Growing Stevia for Market. Jeffrey Goettemoeller, Prairie Oak Publishing, 2010

6.Yodyingyuad V. and S. Bunyawong (1991) Effect of stevioside on growth and reproduction . Human Reproduction 6(1).158-165

7.Hoyama, et al (2003b) Absorption and metabolism of the glycosidic sweeteners, Stevia related compounds in human and rat. Food Chem. Toxicol 41,359-374

8.Kinghorn A. D. (1992) Food ingredient Safety Review. Stevia rebaudian leaves. Herb Reserch Foundation, USA

9. Shaking salt and sugar from your diet. Comsumer Reports on Health. Consumer Union of U.S. Jan. 2008.

10. National Diabetes Education Program. "Tips for Teens with Diabetes." Last Modified 2007. 07-11

11.Malik, V.S. Popkin, B.M. (2010) "Sugar-Sweetened Beverages and Risk of Metabolic Syndrome and Type 2 Diabetes: A. Meta-analysis." Diabetes Care 33(11). 2477-2483.

12. Lien, Lars et al. (2006) "Consumption of Soft Drinks and Hyperactivity. Mental Distress and Conduct Problems Among Adolescents in Oslo, Norway" American Journal of Public Health 96(10) 1815-1820.
13. Murandu, M et al. (2011) "Use of granulated sugar therapy in the management of sloughy or encronic wounds: a pilot study." J Wound Care 20 (5) . 206, 208, 210.
14. Hope, Jenny "Pouring granulated sugar on wounds can heal them faster than antibiotics." Daily Mail. Retrieved 2013-09-11.